JN181738

トライ!

看護にTBL

Team-Based Learning

チーム基盤型学習の基礎のキソ

[編著] 五十嵐 ゆかり
聖路加国際大学看護学部　子どもと家族の看護領域　ウィメンズヘルス・助産学　准教授

[著] 飯田 真理子
聖路加国際大学看護学部　子どもと家族の看護領域　ウィメンズヘルス・助産学　助教

新福 洋子
聖路加国際大学看護学部　子どもと家族の看護領域　ウィメンズヘルス・助産学　助教

医学書院

トライ！ 看護に TBL
―チーム基盤型学習の基礎のキソ
発　行　2016年1月1日　第1版第1刷©
編著者　五十嵐ゆかり
著　者　飯田真理子・新福洋子
発行者　株式会社　医学書院
代表取締役　金原　優
〒113-8719　東京都文京区本郷1-28-23
電話　03-3817-5600(社内案内)
印刷・製本　永和印刷

ISBN978-4-260-02426-6

本書の使い方

アクティブ・ラーニングが推進されている中で，能動的な学習方法の解説書は数多く出版されています。しかし，Team-Based Learning(TBL) に関しては，学習方法を基礎から解説する和書は非常に少なく，看護教育への導入の手引書は本書が初めてです。

実際，「TBL という名前は聞いたことはあるが学習方法の進め方や利点がよくわからない」という方が多いと思います。本書は，その疑問を解決しつつ TBL を理解するための手がかりを提供し，さらに，TBL の導入を手助けする実践的な専門書であるといえます。

本書は大きく 5 つの章で構成されています。

第 1 章「TBL を知る」では，学習方法の基本的な流れを詳細に解説しつつ TBL の全体像も示していきます。さらに，アクティブ・ラーニングの中で，なぜ TBL が医療系の教育において適するのかも述べていきます。

第 2 章「TBL を科目に取り入れる」では，実際に TBL を導入する際に，どんな準備が必要であるのか，各項目において詳細に説明していきます。とくに，「2. TBL 導入の手がかり」では，TBL への考え方を柔軟にできるように「おでん」を使用して，考え方を説明していきます。また，「10. TBL の噂と真実―Myths & Facts―」では，TBL 導入におけるよくある質問に答える形で，皆さんの疑問を解消していきます。

第 3 章「TBL の実際」では，聖路加国際大学における TBL の状況を解説していきます。準備期間から科目運営までの流れを示し，さらに，使用している教材を紹介しながら，科目の中での学びの結びつきを示していきます。実際の授業の内容を用いながら解説しているので，イメージしやすいと思います。第 2 章の「3. TBL ユニットを設計する」を参考にしながら読み進めていただくと，より理解が深まるでしょう。

第 4 章「TBL における評価」は，みなさんが一番疑問に思われる TBL の効果にスポットを当てています。海外の実践例を紹介しつつ，使用されている評価尺度も解説していきます。TBL の学習効果をいろいろな側面から評価していることがおわかりいただけると思います。さらに，聖路加国際大学で TBL を終えた学生へのインタビュー調査の結果をご紹介しています。

第5章「TBLに取り組むあなたへ」は，TBLで科目を学んでいる学生さん，そしてTBLで科目を運営している教員に向けたエールです。この章は，なぜTBLで科目を学ばなくてはいけないのか，と疑問に思っている学生の皆さんにぜひ読んでいただきたいと思います。TBLがいかに考えられた学習方法であるのか，そして，TBLで学ぶことによってどんな結果が期待できるかを知っていただく機会になればうれしいです。また，教員のみなさんには，準備や科目運営などが大変で辛い気持ちになったときに，ほっとできる章であってほしい，と願っています。

各章を通して，特に頭に留めてもらいたい用語やTBLのコツを太字で示しています。加えて，TBLを科目に取り入れていく中で私たちが直面したことや，試行錯誤の末にみつけた運営のヒント，TBLに役立つツールなどを「Coffee Break」で紹介しています。

チームワークを教えながら，科目を担当している私たちもチームワークを学びました。学ぶ者も教える者も，TBLは1人ではできません。だからこそ難しく，そして，チームワークによって，何かうまくできたときはこのうえない達成感があります。

学生が楽しみながら学習に取り組む姿をみるのは心からうれしいものです。一生懸命に予習をし，チームで意見を出し合っている姿をみることは，彼らのこの先に必ず役立つことがわかっているだけに，非常にワクワクします。また，ときに，苦しみながら取り組む姿をみると，心の中ではがんばれとつぶやき，そして，やはりその後につながる未来を，ウキウキしながら想像せずにはいられません。

学生とともに学ぶみなさん流のTBLを作り上げてください。看護教育の中でたくさんのTBLが生まれることを楽しみにしています。

2015年12月

五十嵐ゆかり

Contents

第3章 TBLの実際 [飯田真理子]

第4章 TBLにおける評価 [新福洋子]

第5章 TBLに取り組むあなたへ

装丁・本文デザイン：クリエイト・ジェイ，イラストレーション：Igloo* dining*

01

TBLを知る

Index

1 TBLとはどんな学習方法でしょうか？

チーム基盤型学習：TBL

チーム基盤型学習（Team-Based Leaning：TBL）とは，学生がチーム内でメンバーとディスカッションを行うこと，さらにチーム同士でディスカッションを重ねることが中心となる学習方法です。これにより知識の習得はもちろんのこと，知識を応用し問題解決する力，物事を判断する力，また，チームでの学習活動を通じて結束力や信頼性・責任性が生まれ，コミュニケーション力，対人関係構築力，チームビルディング力などを身につけることができます。また，学習活動は大人数のクラスを5〜7人のグループに分けて行うので，1人の教員でも全体の舵取りが可能になり，高い教育効果を得ることができる点で，学生にも教員にもメリットがある学習方法です。

TBL開発の歴史

TBLは，1970年代後半にオクラホマ大学（University of Oklahoma）ビジネススクールの教員ラリー・マイケルセン（Larry K Michaelsen）博士が開発した教育手法であり，30年以上にわたって経営学や自然科学の分野で用いられてきました。TBLが開発された背景は，クラスの人数の急増にありました。マイケルセン博士が受け持っているクラスの定員が40人から120人へと3倍に増えたことで，1人の教員でも学生にとって効果的な教育方法がないか，と考えたことが始まりです。マイケルセン博士は，知識を応用して身につけるには小グループで課題に取り組む作業が効果的であることに着眼し，大人数のクラス（100人以上）でもグループ活動によって同様の効果が得られるのではないか，と考えました。そこで，グループワークを基本にした学習方法を大人数のクラスでの授業に導入しました。すると，学生は自身の学習とチームへの学習に責任を持つようになり，さらに，

Memo　**チームビルディング：**個人の集まりをチームにするために，意識や行動のレベルを合わせること。[1)]

大人数のクラスでのグループワークではディスカッションによるメリットが大きい，と学生自身が感じている様子が伝わってきたのです。加えて，授業前の予習によって学生が学習内容を理解して授業に臨むため，学生とのやりとりが活発になりました。そのことからマイケルセン博士は，グループ活動を基盤にした方法は，学生の学習促進に高い効果があると確信しました。また，なによりマイケルセン博士自身が「TBL でクラスを進めていくのは楽しい」と感じたのだそうです。

マイケルセン博士の実際の TBL の導入の様子をすこしご紹介しましょう。マイケルセン博士は経営管理学のクラスで，「わたしは講義をしない。君たち自身に学んでほしい。授業は毎回君たち自身が学んだ内容を応用するセッションになるから」[2] と告げ，まずは学生が学ぶべき内容を伝えました。そして，授業の中で学生間のディスカッションが主体的に促進されることが期待される問題を出し，どのように結論に至ったのかを学生に問い続けながら授業を進めました。はじめのうちは，教員による講義がないことに慣れない学生もいましたが，ディスカッションを重ねる中で多くのことを学んでいると，学生自らが気づいていきました。このような方法で，マイケルセン博士は，TBL の方法論を洗練させていったのです。

マイケルセン博士は，多くの大学で Faculty Development (FD) のためのワークショップを開催し，TBL を伝えていきました。FD に参加した教員の中には，学生を能動的に参加させる方法と理解した人もいれば，これまでの学習方法から著しく逸脱したものと感じ，学生を困惑させると考える人がいたのも事実でした。しかし，TBL に関心を持った教員らが研究班を組織し，公的資金による援助を受けて，TBL の導入を推奨していきました。その結果，医療系の大学でも TBL が広く用いられるようになりました。

世界的に広がりをみせている TBL

2007 年の時点で，少なくとも 1 人の教員が TBL を実施している医学部は，全米では 77 校，米国以外でも 6 か国以上です[3]。2013 年には世界で 100 以上の教育機関に TBL が導入されていると言われています[4]。また，学習方法として TBL を導入している人々が増加し，2005 年に Team-Based Learning Collaborative (TBLC) という公式団体が組織されました。毎年，学術集会が行われ，TBL に関する情報交換が活発に行われています。2015 年には第 14 回の学術集会がアメリカのフロリダで行われ，参加者は 223 人でした[5]。また

TBLCの会員は2007年の時点では108人でしたが，2015年時点では，2,152人にのぼり，団体も成長しているといえます（TBLC personal communication，August 4，2015.）。

マイケルセン博士とともに研究を重ねてきたメンバーたちは，彼とともに多くのワークショップや講演を重ね，医療系の教育の中で役立つ書籍をつくりたいという強い思いから，2006年に“Team-Based Learning for Health Professions Education”を構想し，2007年に出版しました[6)]。日本では2009年に高知大学医学部の瀬尾宏美医師監修のもと日本語に翻訳されたことでTBLが広く知られるようになり，現在では医学部を中心にTBLを導入している教育機関が増えています。

引用文献

1） 堀公俊，加藤彰，加留部貴行：チーム・ビルディング―人と人を「つなぐ」技法．p.15，日本経済新聞出版社，2007.
2） Michaelsen LK, Parmelee DX, McMahon KK, Levine RE（編著）/瀬尾宏美（監修）：TBL―医療人を育てるチーム基盤型学習 成果を上げるグループ学習の活用法．p.4，シナジー，2009.
3） 前掲書1），諸言xviii.
4） Haidet P, Kubitz K, McCormack WT.：Analysis of the team-based learning literature: TBL comes of age. Journal on Excellence in College Teaching, 25：303-333, 2014.
5） Team-Based Learning Collaborative（TBLC）. http://www.teambasedlearning.org/（2015年11月24日アクセス）
6） Michaelsen LK, Parmelee DX, McMahon KK, Levine RE（eds）：Team-Based Learning for Health Professions Education：A Guide to Using Small Groups for Improving Learning. Stylus Pub Llc, 2007.

参考文献

1） Michaelsen LK, Knight AB, Fink LD（eds）：Team-based learning：A transformative use of small groups. Praeger Pub, 2002.
2） Michaelsen LK, Knight AB, Fink LD（eds）：Team-Based Learning：A Transformative Use of Small Groups in College Teaching. Stylus Pub LLC, 2004.

Memo TBLをさらにくわしく学びたい方は『TBL―医療人を育てるチーム基盤型学習』を参考にしてください。

2 医療系教育のアクティブ・ラーニング

PBL と TBL

医療系教育の中では，専門職になるために必要な能力を身につけられるように，さまざまな学習方法が導入されています。試行錯誤の結果，学生が能動的に学習活動をするいわゆるアクティブ・ラーニングが注目されてきました。その1つであるPBL（Problem-Based Learning：問題基盤型学習）は，1960年後半，カナダのマクマスター大学（McMaster University）で医学部のカリキュラムとして開発されました。

PBLは，課題を発見する能力，自学自習に必要な態度や習慣，問題解決能力の習得，対人態度・集団行動能力を獲得することができる優れた学習方法です。学習内容を学生自身が決めていくという点で学生主体でありながらも，各グループにチューターがいることで気軽に質問できたり，学びの視点にずれがないかなどの確認ができたりと，学生にとっては安心感がある学習法だといえるでしょう。しかし，小グループごとにチューターが必要であるという人的リソースの確保や費用の課題，小グループごとの場所の準備などの問題から，医学教育の中でもPBLの全面的な導入には至っていないのが現状です。

また，PBLはグループによってゴールへの到達度にばらつきが出てしまうことがあります（図1）。その理由としては，他のグループと学習内容のすり合わせの機会がないため，学習の網羅性においてグループ間で差がでてしまう可能性があること，また，チューターの力量による差が生じる場合もあります。もちろん，小グループに分かれて学習するため，ゴールのばらつきは当然の帰結ともいえます。

本書で取り上げるTBLもまた，PBLと同じように自学自習の習慣，問題解決能力の習得，対人態度・集団行動能力などの獲得は可能ですし，チームで取り組むという点においても一緒であるといえます。ディスカッションが中心となる学習方法という点でも，TBLは学生主体の学習方法です。しかし，事前学習で使用する資料が決まっていたり，ディス

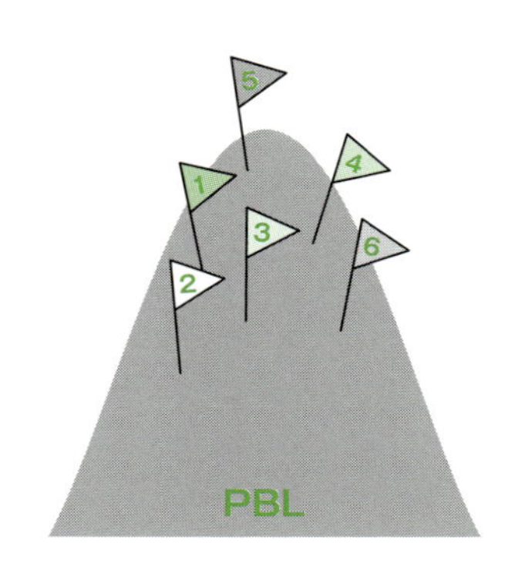

学習目標への到達度

TBL

チームによって到達度に
ばらつきが見られることがある

どのチームも同じ目標まで
到達するように授業設計

図1　PBL と TBL のゴールの違い

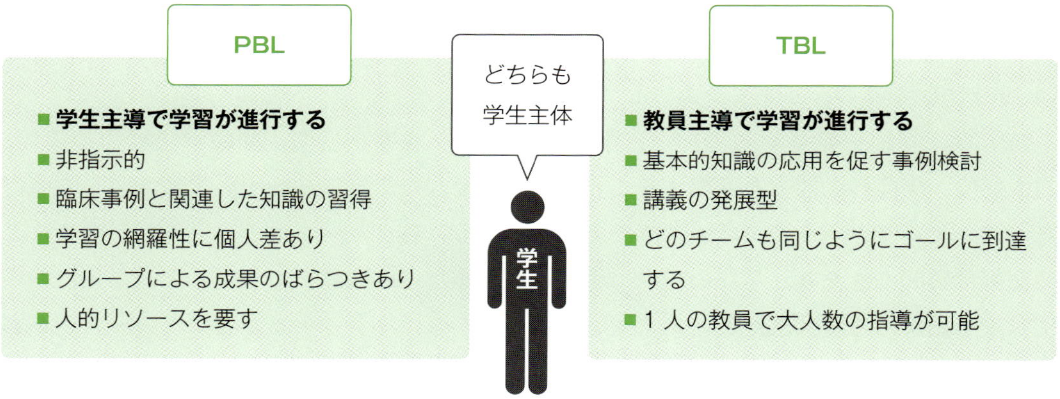

PBL

- **学生主導で学習が進行する**
- 非指示的
- 臨床事例と関連した知識の習得
- 学習の網羅性に個人差あり
- グループによる成果のばらつきあり
- 人的リソースを要す

どちらも
学生主体

学
生

TBL

- **教員主導で学習が進行する**
- 基本的知識の応用を促す事例検討
- 講義の発展型
- どのチームも同じようにゴールに到達する
- 1 人の教員で大人数の指導が可能

図2　PBL と TBL それぞれの特徴

カッションの方向性もその日の学習目標に向かって進むような「仕掛け」があり，実際には教員主導で進行する学習です。学生には自由に発言している感覚があるのですが，実は教員が「適切な方向」へ舵取りを行い，学習目標とは異なる方向でのディスカッションの時間を費やさないようにファシリテーションしています（図2）。つまり，TBL では明確にゴールが設定されており，クラス全体が同じゴールに到達するようにファシリテーションすることが可能な学習方法なのです。

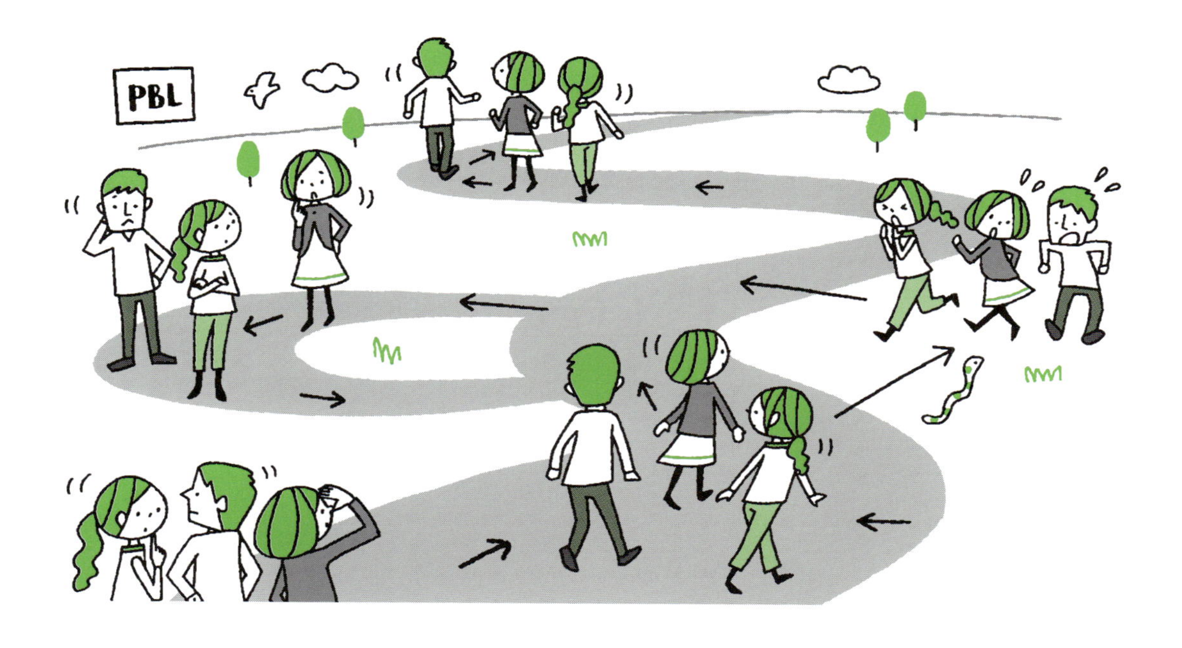

それぞれの学び方の特徴

イラストは，それぞれの学習方法における「学生の学び」という側面をイメージ化したものです。そのため，チューターやファシリテーターなど周りの状況は描かれていません。チームの仲間が1つの科目を学ぶ時間の流れを，同じ3人組が進むべき道を順にたどっていく様子で表現しています。これらのイラストを使って，PBL と TBL における学生の学び方の特徴について説明します。

《PBL》

PBL の学びのスタートでは，科目のゴールは見えていません。しかし，学生は道（科目として学んでほしい内容）を前進していきます。ときどき脇道（学ぶべき内容からかけ離れた内容など）に逸れたり，回り道（方向性を失ってしまうなど）をしますが，学生自身はそれが脇道や回り道とは思っていません。それは，学生が自身の持つ疑問に対して，多角・発散的に議論し，その中から本質的な解答を見つけていくのが PBL だからです。

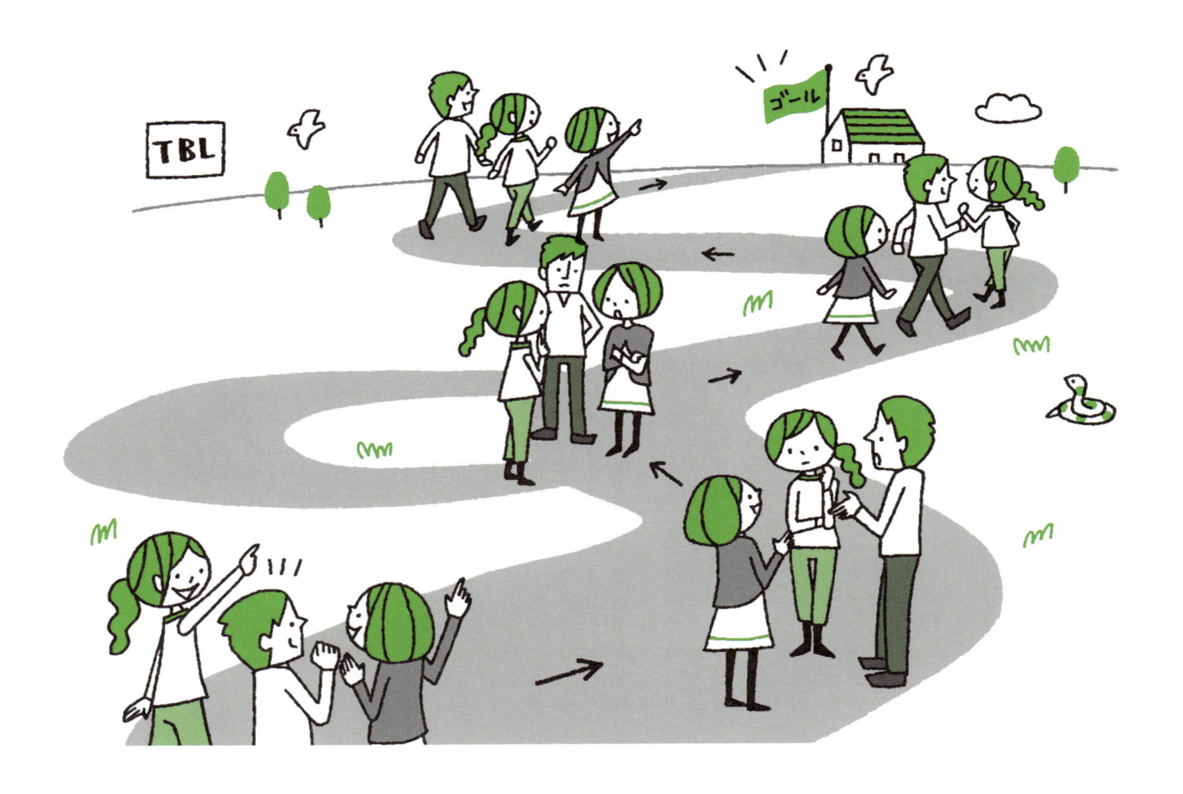

《TBL》

TBL の学びのスタートでは，科目のゴールが明確に提示されます。そして，学生は道（科目として学んでほしい内容）を前進していきます。前進していくという点では PBL と同じです。チーム内，チーム間でディスカッションし，力を合わせて道を探りながら進んでいくのですが，大きく道を逸れたり，回り道をすることはありません。それはファシリテーターがそのように導いているからであり，知らず知らずのうちに進むべき道を進んでいきます。これが TBL の学び方の特徴です。

参考文献

1）ドナルド R. ウッズ/新道幸恵（訳）：PBL Problem-based Learning—判断能力を高める主体的学習．医学書院，2001.
2）B. マジュンダ，竹尾恵子：PBL のすすめ—「教えられる学習」から「自ら解決する学習」へ．学研，2004.

3 TBLが医療系の教育に適する理由

なぜTBLが医療系の教育に適するのでしょうか。それは，次のような理由によります。医療のプロフェッショナルとしての意識を持つためには，何事にも十分に準備して臨むこと，チームの中での責任性をもつこと，知識・態度・技能を統合することなどが求められますが，TBLにはこれらの要素が盛り込まれているからです。もちろん，医療のプロフェッショナリズムはさまざまな定義がありますが，少なくともこれらは必要な要素であるといえます。日々進歩している医療の中で働き，多様な職種とチームを組みながら患者さんの生命に関わる仕事をしている医療のプロフェッショナルとして，これらは必須の姿勢であり，TBLはその意識づけが可能な学習方法なのです。

ここで，TBLが医療系の教育に適する理由をさらにくわしく確認していきましょう。

理由1 基礎と実践を統合できる

TBLではRAT（Readiness Assurance Test）を繰り返し行うことで知識の定着を図っていきます。その知識を使用して応用演習問題に取り組むことで，基礎と実践の統合を学ぶことができます。実際に知識と実践の統合を実感するのは臨床現場ですが，それはスムースにできるものでありません。実践に行く前に知識がどのように応用され，どのように実践につながっているのかを学ぶ練習が必要です。

TBLの応用演習問題は，RATで確認した基礎知識を使用するような問題であり，かつ臨床に即し，判断に迷うような状況設定問題となっているため，簡単には答えに辿りつきません。そのため，応用演習問題への取り組みが知識と実践を統合する過程になります。

理由2 判断力が備わる

前述のように，TBLの応用演習問題には，判断を求めるような「仕掛け」が組み込まれています。学生は，求められる判断を行うこと，そして，その判断にはどんな過程があったのかについてのディスカッションを重ね，判断に至る思考過程を訓練することができます。臨床現場では常に判断を求められ，さらにスピードも要求されます。それはその判断が医療や看護を提供する行為につながるからです。このように「判断」することは医療の専門職として必要な能力であり，TBL はそれを鍛えることができる学習方法です。

理由3 責任性が生まれる

TBL では，予習をしてこなければ小テストでの自己の成績評価も下がるうえに，チーム内でのディスカッションにも参加できず，チームの成績にも貢献できなくなるということが起こります。そのため，自己学習することによってメンバーとしてのチームへの責任感が刺激されます。そこから，自己学習とチームへの学習に対して，責任感を持って主体的に進める「責任性」が生まれます。

理由4 協働する力が身につく

チームへと醸成していくためには，チームとしての関係を持ち続けなくてはいけません。TBL のディスカッションでは，感情をコントロールし自己の意見を述べるだけではなく，異なる意見への対処の方法を学んだり，他者の意見を聞く姿勢を身につけたりしながら，「コミュニケーション力」や「対人関係構築力」などのチームワークのためのスキルを高めていきます。つまり，チームワークを行ううえで必要なスキルを授業の中で学ぶことができます。

また，チームという形態を維持しながら学習活動を行うことで，多様な視点が入ったうえで判断を共有するため，より効果的な学びを得ることができます。加えて，チームでの学習という場ではより高い学習成果が生まれることも実感しますので，チームで取り組む価値を学ぶことができます。臨床現場では，その場にいる複数の人々とチームになる場面がたくさんありますし，日々異なるメンバーや異なる職種の人々とチームになって医療にあたることもあります。場によって異なる規模のチームになること，そして，チームとして機能することが求められます。そのとき，TBL での学びによって，個人よりもチームで医療にあたることの価値を実感するはずです。つまり，TBL を通じてチーム医療の根本を学ぶことができるのです。

以上のように，TBL という学習方法を経験することによって，現場で必須のさまざまな能力が身につくといえます。

参考文献

1) リチャード・クルーズ，シルヴィア・クルーズ，イヴォンヌ・シュタイナート（編著）/日本医学教育学会 倫理・プロフェッショナリズム委員会（監訳）：医療プロフェッショナリズム教育：理論と原則．日本評論社，2012.
2) Stern DT/天野隆弘（監修）：医療プロフェッショナリズムを測定する—効果的な医学教育をめざして．慶應義塾大学出版会，2011.
3) エイミー C. エドモンドソン/野津智子（訳）：チームが機能するとはどういうことか．英治出版，2014.

4 TBL における基本的な用語

TBL の学習の解説へと進む前に，まずは TBL を説明するときに必ず使用される基本的な用語を説明します。TBL 以外でも使用されている用語もありますが，ここでは TBL においてどのように使用されるかについて解説します。

● ステップ 1……事前に個人で学習すること

このステップでは，事前に配布された予習資料または予習するためのガイドに沿って，学生個人で学習することが求められます。

● ステップ 2……準備確認プロセス（Readiness Assurance Process：RAP）のこと

iRAT-tRAT-アピール-フィードバックまでの流れを指します。

● ステップ 3……応用演習問題に取り組むこと

基礎知識を応用しないと解けないような応用演習問題にチームで取り組む，各ユニット（後述）の最終段階を指します。ディスカッションが中心のステップです。チーム内でのディスカッションののち解答までたどり着いたら，その後はチーム同士でのディスカッションを行います。

● ユニット……学習単位のこと

TBL の一連の学習活動であるステップ 1～3 までをまとめて，ユニットといいます（図3）。1 つの科目（コース）にはユニットの学習活動が何回もあることになります。

ユニットの構成に必ずしもすべてのステップが含まれている必要はなく，ステップ 1～3 を 1 回の授業で行うこともあれば，今回はステップ 1～2 を行って，次回にステップ 3 だけといった構成で行うことも可能です。その構成は科目（コース）やユニットの特徴によって変化します。ただし，ステップ 1～2 とステップ 3 に回をわけた場合，その内容は

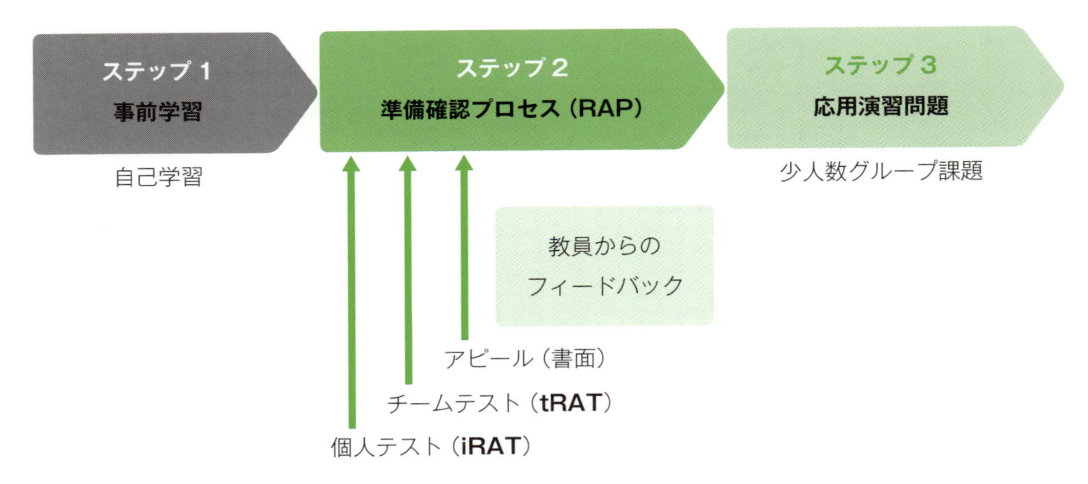

図3　ユニットの構成例

一貫していること，つまりステップ 2 の基礎知識を応用してステップ 3 の応用演習問題に取り組む，というつながりの基本原則に沿っていることが重要です。

● 予習資料……ユニットが始まる前に配布される，予習をするための教材

ユニットの目標を達成するための内容であり，さらに RAT（Readiness Assurance Test）に沿ったものを配布します。

● RAT（Readiness Assurance Test）……準備確認テストのこと

iRAT と tRAT の総称です。

● iRAT（individual Readiness Assurance Test）……個人テストのこと

予習資料にもとづいた知識を確認するテストのうち，個人で取り組むものを iRAT といいます。多肢選択問題で構成されているのが特徴です（ユニットの特徴にもよりますが，10 問程度が作問しやすいでしょう）。iRAT は解答後，答えあわせをせずに回収します（具体的な iRAT の例は p.97 を参照してください）。

表1　コンフィデンス・テスティングの解答用紙の一例

	A	B	C	D
問題 1	1	1	2	
問題 2		4		
問題 3	2			2

得点の範囲が 4 点の場合の一例を示している。

● コンフィデンス・テスティング……解答の自信度を数値化すること

多肢選択問題において，通常のように解答を選択肢 1 つに限定するのではなく，複数選択肢の解答を認めて，各解答の自信度を数値によって表させる，iRAT の解答方法の 1 つです。解答用紙の一例を表1 に示します。合計が配点と等しくなるように自信度に応じて点数を配分することから，「スプリット方式」とも呼ばれます。正解に割り当てた点数がその設問の得点となります。この方法は，自己学習の準備状況を把握することにも役立ちます。

● tRAT (team Readiness Assurance Test)……チームテスト

iRAT と同じ問題のテストであり，こちらはチームで取り組みます。解答用紙にはスクラッチカードを用いたり，その他に，即座に解答の正誤を確認できる方法（IF-AT®）を用いたりします。

● IF-AT (Immediate feedback assessment technique)®……即座にフィードバックされる手法

tRAT において使用され，即座に解答の正誤がフィードバックされる方法です。多くは TBL 用に開発されたカード（IF-AT® 用紙）を用います（IF-AT® 用紙の入手方法は p.110 を参照してください）。

● アピールの時間……学生が評価を挽回できる時間のこと

問題や正解に異議がある場合，学生は予習資料や参考書を見ながら質問をすることができます。

Memo　本書においては，コンフィデンス・テスティング（スプリット方式）での進め方の説明はしませんが，iRAT の解答方法の 1 つとして紹介します。

● ピア評価……チームメンバー同士が評価を行うこと

科目（コース）の途中や終了時などに数回行うことが多いものの，科目（コース）設計によって回数や時期は異なります。方法は定量的・定性的評価で行います。ピア評価はお互いの責任性を補強するために TBL では欠かせない要素です。

● ファシリテーター……チームワークを引き出しながら，能動的な学習活動ができるように支援する人。ディスカッションのプロセスを舵取りする人

基本的に自分の意見は述べず，中立的な立場でディスカッションを促進するように支援する存在です。学ぶべき方向のディスカッションとなるように導いていく人だといえます。ファシリテーターの多くは科目（コース）担当者が兼任しますが，必ずしも教員でなくても構いません。例えば，リソースパーソンと協力すれば，Teaching Assistant（TA）であってもファシリテーターを担うことが可能です（ファシリテーターの基本的な姿勢はp.61 参照）。

● リソースパーソン……ある領域にくわしい人。専門職者（医療系の場合は臨床で働く医師や看護職者など）

ファシリテーターから具体的な説明や現実の状況などの説明を求められたとき，フィードバックを行う人のことです。リソースパーソンが参加することは必須ではありませんが，学生の理解を支援する必要があるときにリソースパーソンが参加していると，よりスムースな学習活動となります。ファシリテーションを１人で行っているときには，ファシリテーターがこの役割も担います。

● フィードバック……学生が迷った問題やディスカッションに対する補足説明，総括などを行い，学びや思考の整理を支援すること

TBL ではさまざまな形でフィードバックが行われますが，ここではディスカッションの舵取りをしている人が行うフィードバックについて説明します。多くの場合は，黒子のような役割を取っていたファシリテーターが，説明したり，レクチャーしたり，まとめを行ったりと，場を取り仕切ってフィードバックを行います。TBL では役割は人に固定させず，１人が複数の役割（ファシリテーター，リソースパーソン，フィードバックを行う教員）を担うこともあります。

5 TBLの学習の流れを知ろう

では，TBLの学習がどのように進んでいくのか，その流れを説明します。図4に学生の学習の流れを示しています。学生の学習活動に沿って，どのようにTBLを進めていくのかを解説していきます。

まず，TBLは大人数のクラス（数十人～200人程度）を，クラス内で6人前後のチームに分け，クラスの中で全員が一斉に学習活動を行います（チーム編成方法の例についてはp.51を参照してください）。

《授業に参加する前》

● 予習にもとづく自己学習

クラスでの学習活動に入る前に予習資料を学生に配布します。それによって学生は授業に参加する前に予習が求められます。その準備状態を整えて授業に参加することが，個人やチームのテストに反映されます。

《授業時間中》

個人テストもチームでのディスカッションも小教室に分かれず，すべてのプロセスを1つの教室で行い，全員で空間を共有します。

● iRAT (individual Readiness Assurance Test)：個人テスト

予習資料の内容に沿った多肢選択問題で出題します。それを個人個人で解答してもらいます（図5）。自己学習で一度学んだ内容を確認するためのテストであり，知識の定着に役立ちます。個人テスト終了後に解答用紙は回収されるので，この時点で答えあわせは行いません。

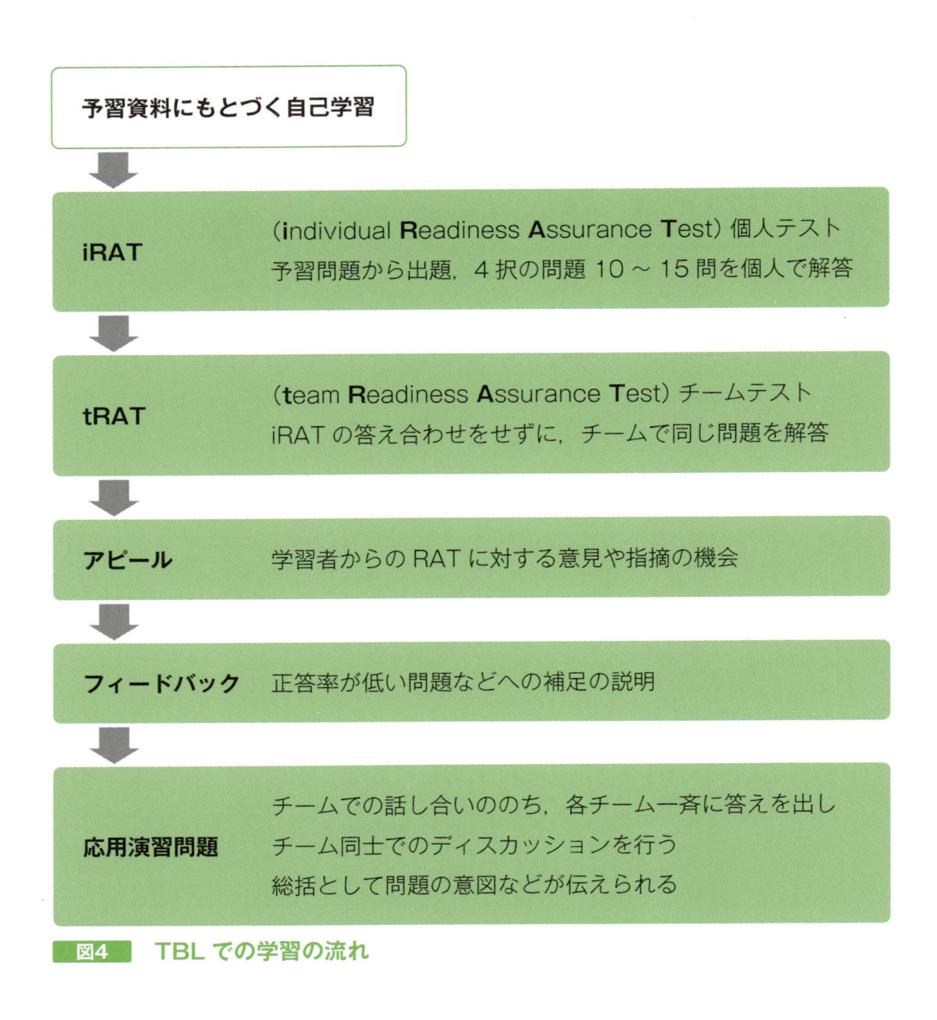

図4 TBL での学習の流れ

● tRAT (team Readiness Assurance Test)：チームテスト

個人テストを回収後，チームで同じ問題に取り組んでもらいます。これを tRAT (team Readiness Assurance Test) と呼びます。個人テストとチームテストは同じ内容ですが，今度はどの選択肢を選ぶかチームでディスカッションし，スクラッチカード（たとえば IF-AT®：immediate feedback assessment technique）などの即座に解答がフィードバックされる方法を用いて解答してもらいます（図6）。正解か否かはスクラッチを削るとその場で確認することができます（図7）。チームでディスカッションすることで，結論を導くまでの全プロセスにおける判断，チームでの合意などについて学ぶ機会になります。

Memo iRAT の解答方法にコンフィデンス・テスティング（自信度を数値化する方法）を用いる場合もあります（くわしくは p.11「TBL における基本的な用語」で説明しています）。

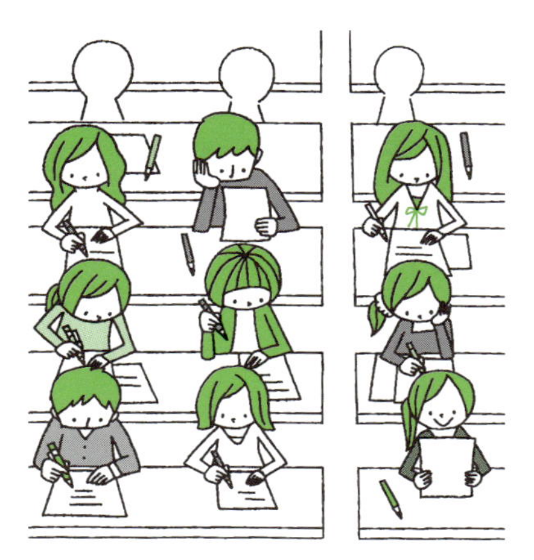

図5　iRAT の様子

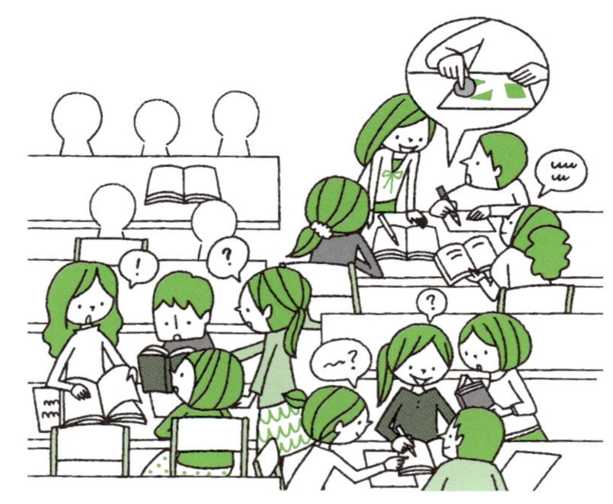

図6　tRAT の様子

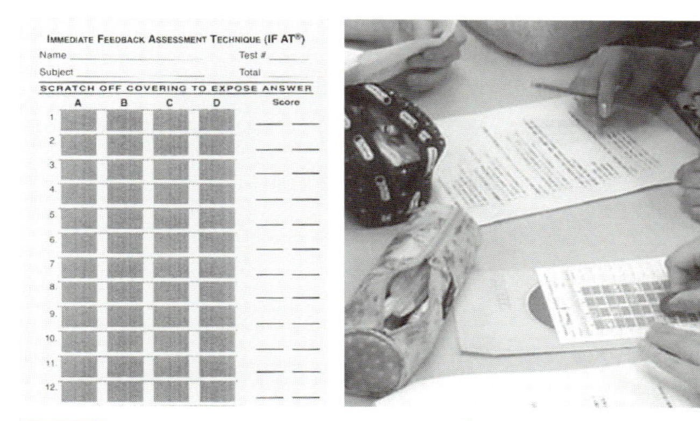

IMMEDIATE FEEDBACK ASSESSMENT TECHNIQUE (IF AT®)

Name ______________ Test # ______

Subject ______________ Total ______

SCRATCH OFF COVERING TO EXPOSE ANSWER

	A	B	C	D	Score
1					
2					
3					
4					
5					
6					
7					
8					
9					
10					
11					
12					

図7　スクラッチカードの例（IF-AT®）と学生が回答する様子

● アピール

問題や解答に異議がある場合は，予習資料や参考書を見ながら質問をすることができます。たとえば，問題がわかりにくい，予習資料のまぎらわしい箇所についてなどです。これをアピールと呼びます。アピールが妥当ならば，指摘したチームの評価に得点が加算されます。これは先にとりくんだテストの点数の挽回ができるチャンスでもあります。

● フィードバック

フィードバックは**アピールの直後**に行います。予習資料や個人・チームテストの結果，

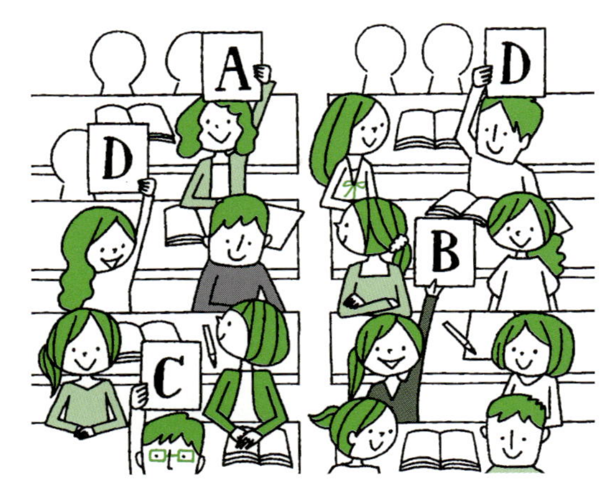

図8　応用演習問題への解答：各チーム一斉に発表を行う

アピールなどを通して，正答率が低かった問題や理解が困難と思われる内容に対し，教員が補足の説明をします。学生が持つ混乱などをここで一掃することを可能にします。ここでのフィードバックは，知識の確認や考え方の軌道修正などが中心となるため，方法はレクチャーなどの短時間の講義になることが多く，総括の意味合いが強くなります。

● 応用演習問題

予習してきた知識を用いて，さらに知識が深まるような応用演習問題を出題し，チームで取り組んでもらいます。チーム内でのディスカッションののち，解答は合図で一斉に掲げてもらいます（図8）。その後，どのように解答にたどり着いたかなどを発表するチーム同士のディスカッションに移ります。応用演習問題は，問題を解くことだけではなく判断することを重視しているため，問題に取り組むことで臨床における応用力の基礎が身についていきます。また，チームで協調的に課題に取り組むことでチームの成長も促進していきます。

応用演習問題は，臨床現場に即したものを出題するため，必ずしも明確な正解がないことも多くあります。そうした状況に問題として触れることで，専門職としてどのように対峙するかを考える機会になります。最後に，その問題に取り組んでもらった意図などを伝え，総括を行います。

02
TBLを科目に取り入れる

Index

1 TBLの必須4原則

TBL導入には，まずはTBLの4つの原則[1)]を理解することが必須です。言い換えれば，この原則を満たすように授業を設計し，運営していくことによって，期待する結果が得られます。本節ではこの大切な原則についてくわしく説明します。

[原則1] **自分自身とチームへの責任性を持たせる**
[原則2] **即座のフィードバックを頻繁に与える**
[原則3] **チームの分け方と維持管理に注意を払う**
[原則4] **学習とチームの成長の両方を促す課題を用いる**

[原則1] 自分自身とチームへの責任性を持たせる

TBLでは，事前の自己学習による授業への準備度が試されることによって，学習に対する3つの責任性を持たせることができます。責任性とは，責任を果たすこと，さらに，責任を果たしていることを示すことです。

1つは自分自身への学習の責任性，2つ目はチームメンバー同士が学習を深める機会を提供し合うチーム活動に対する貢献への責任性で，これら2つは個人の「責任性」です。そして，3つ目はチームという共同体としての責任性です。

このような責任性を持たせるためには，**自己学習してこなければ解けないようなRATを作成すること，チームで取り組める効果的な応用演習問題を作成すること，チームに貢献できるような仕掛けをつくること**が大切です。

《自分自身の学習への責任性》

TBL において，学生 1 人ひとりが責任を持って自己学習をする仕組みは，**RAP（Readiness Assurance Process，準備確認プロセス）**です。自己学習をしなければ RAT（Readiness Assurance Test，準備確認テスト）が解けないので，授業に参加する前に必ず予習が必要になります。さらに，iRAT（個人テスト）の得点は成績評価の一部として自分にそのまま返ってくるので，自分自身の学習の責任性を持つことができます。

《チームの学習への責任性》

tRAT（チームテスト）や応用演習問題に取り組むとき，**学習して参加することがチームメンバーとしての責任であること**に気づいていきます。学習成果をディスカッションで発揮することで，お互いの学習機会を提供し，さらにはチーム得点としての貢献につながるからです。iRAT と同じように，tRAT や応用演習問題の得点はチーム得点として成績評価につながります。そのため，1 人ひとりが予習への責任を負うことになっていきます。

《チームとしての責任性》

加えて，チームメンバーとしての個人という視点だけではなく，チームとして高いパフォーマンスを示すためにはどうすればよいのか，ということを考えられるような機会をつくります。そのためには，チームに貢献できるような仕掛けをつくることが必要となります。たとえば，**即座のフィードバック**や**チームごとの得点や評価の可視化**は，他のチームとの比較によって，チームへの関与の仕方が学べ，さらにはチームワークの質を上げることへの責任性を刺激します。また，効果的な問題作成は，チームとしての責任性の確保に有効に働きます。

さらに，お互いの貢献度を評価する**ピア評価の機会を与えること**も 1 つの方法です。ピア評価は，チームとして育っていくためにはどうすればよいのかを考えながら評価するため，チームメンバーとしての学習準備やディスカッション，作業などへの取り組み方に変化を与え，チームの成長に貢献します。

［原則２］即座のフィードバックを頻繁に与える

即座のフィードバックを頻繁に与えることは，学習効果を上げる最大のポイントといっても過言ではありません。学生同士でも，教員からもフィードバックが与えられ，学生は頻繁にフィードバックを受ける機会に恵まれます。つまり，TBL にはユニットの随所にフィードバックが散りばめられているのです。フィードバックによって，学んだことが記憶に定着し，また，その場で解答の正誤がわかることも思考の整理を助けます。フィードバックはチームビルディングやチームワークの向上にも貢献します。

《ステップ２（RAP）における即座のフィードバック》

tRAT は，スクラッチカードなどで**解答の正誤がその場でフィードバックされる**ため，思考の整理につながります 。チームでディスカッションをしたうえで辿りついた解答に対し，即座にフィードバックされるため，印象に残りやすく知識の定着がうながされます。tRAT では，スクラッチする解答は１回につき１つなのでディスカッションが求められ，チームでのコミュニケーション能力が向上することにもなります。

また，RAP の最後にファシリテーターが行うフィードバックは，正答率の低い問題など学生の理解が不足と思われる部分などへの補足説明として，**ミニレクチャー**を行うと効果的です。ミニレクチャーの内容を決めるとき，正答率の低さだけで決めるのではなく，チームディスカッションの時間にファシリテーターが教室内を歩き回り，学生間で何度も話されている言葉や内容などをキャッチすることも必要です。そうすることで，たとえ正答率が高くても学生が消化しきれなかった部分や，疑問に感じている点などを適切に見極めることができ，より学生の理解を深めることにつながります。

《応用演習問題における即座のフィードバック》

応用演習問題は，状況設定をした看護を考える事例問題になりますので，明確な解答がない場合も多く，加えて「何ができるようになってほしいのか」という科目目標に直結しているため，作問は非常に困難です。また，RAT で培った基礎知識を応用し，より複雑な状況での問題に取り組むことによって，**物事を判断する力，問題解決する力**を養うことを目的としています。そのため，学生も明確な答えがないのかもしれない，と感づいていますし，そう簡単には結論に辿りつかないことも理解していることが多いのです。そのうえで問題に取り組んでいるので，即座のフィードバックがより効果的であるといえます。まずは一斉に解答を掲げることで，他のチームとの解答の違いを確認し，さらにディスカッションをすることで同じ解答であっても視点の違いなどがわかります。これはチームで導いた解答に対する他のチームからのフィードバックです。さらに，チームで結論に辿りついたものの「これでよかったのか」という，あやふやな気持ちをファシリテーターからのフィードバックによってはっきりさせることができます。

このようにフィードバックは非常に重要であり，応用演習問題を作成する段階で，フィードバックする内容も考えておく必要があります。「多様な患者がいるため，状況によります」というのが臨床現場の実際ですが，その総括の前にもう少し説明が必要です。学生がまさに「腑に落ちる」フィードバックが求められます。実際の臨床場面を基盤にしたケアの状況などをフィードバックすることによって「本物に触れる」機会となり，**学生がよりリアルに現場をイメージすること**につながります。

応用演習問題に関連する内容のフィードバックも大切ですが，一番大切なのは「なぜこの応用演習問題に取り組んだのか」「この取り組みが何につながるのか」という**出題の意図を伝えること**です。それによって，学生は答えのない難解な問題に取り組んだことを骨折り損ととらえずに，自分とチームに意味のあること，必要なこと，として理解できます。

《演習における即座のフィードバック》

ポスター作成などによる成果物を掲示する方法（ギャラリーウォーク）は，異なる視点や考えを互いに学ぶ点で非常に効果的です（図9）。加えて，学生は互いに即座のフィードバックを受けることになります。優れていると思うチームに投票をする方法では，即座に賞賛のフィードバックを得ますし，選ばれなかったチームは努力が必要であるというフィードバックを得ます。そのことが，次回はもっと努力してよりよいものを作成しようという方向で，チームビルディング，チームワークにも影響します。

《チームワークへのフィードバック》

チームでの学習活動は互いのフィードバックともなります。例えば，tRATでチームメンバーの誰かがチームの意見を聞かずに自分の考えを押し通し，結果，解答が間違ってい

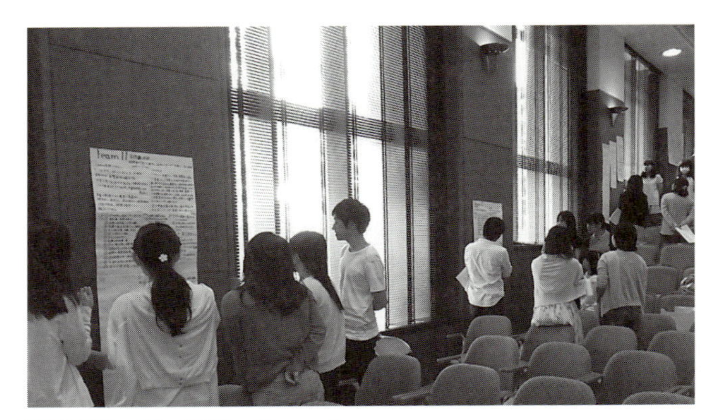

図9　ギャラリーウォーク

周産期看護学（実践方法）
2013年4月24日（木）妊娠期②
team1 71
team2 70
team3 68
team4 65
team5 66
team6 61
team7 63
team8 61
team9 69
team10 71
team11 61
team12 59

1 63
2 63
3 63
4 65
9 63
10 63
11 65
12 63

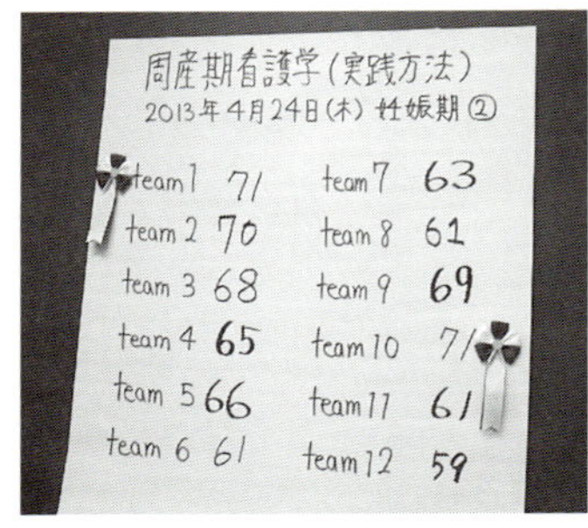

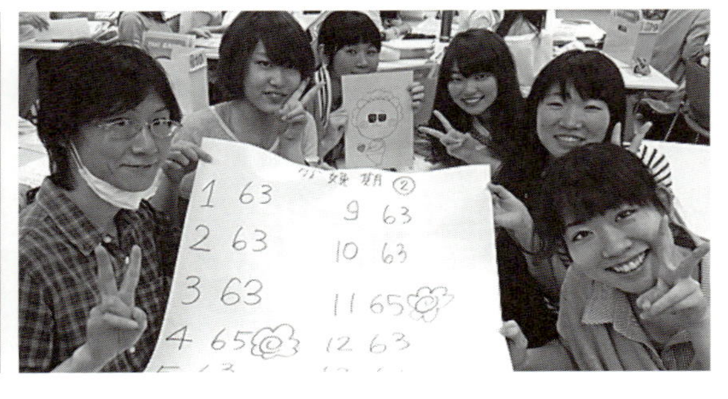

図10　高得点チームの紹介

左：点数表　右：チームでの写真撮影

た場合は，チームワークの必要性のフィードバックになります。また，もし正答がわかっていたのに黙っていたことでチームの得点につながらなかったときは，チームのために発言をするべきだった，という自分へのフィードバックになります。また，ピア評価によって互いにチームワークへのフィードバックを受けます。これによって，もっと良い結果を得るにはどうしたらよいのか，と考えるようになり，意識せずともチームへとまとまっていく方向で学習活動が活発になっていきます。

学生同士だけでなく，教員からのフィードバックも重要です。チーム得点やディスカッションの動向，チームの成果物などを通じて，チームが機能しているからこその結果であると伝えることは，チーム形成の支援にもつながります。その方法の１つとして，高得点のチームをクラス全体に紹介することは非常に効果的でしょう（図10）。

［原則３］チームの分け方と維持管理に注意を払う

TBL での学習を通じて，集合がチームへと成長し，そして効果的にチームとして機能するよう支援することが重要です。**単なる人の集合（グループ）が，意思集団（チーム）となっていく**ようにするためには，チーム編成の工夫とチームの維持管理が必要になります。

《チーム編成の可視化》

チームとして機能する条件として，適切な人数であることと，多様性に富んだメンバーであることが重要です。それぞれのメンバーが能力を十分に発揮し，さらに結束力が高まるような人数であることがポイントになります。その点を考慮すると，**１チームの人数は5〜7人が適当**であるといわれています。また，**多様な背景を持ったメンバー**が集まることで，有効な情報収集・処理をし，効果的に課題の取り組みができるので，多様な人材で構成されたチーム編成を行います。チーム編成の方法はさまざまあると思いますが，大切な点は，学生にチーム編成を任せないこと，また，チーム編成に透明性を出すことの２つです。それには，仲のよい学生同士がチーム内にいると，チームとしてのまとまりにマイナスの影響を与えることが多いという理由があります。編成の具体的な方法は，p.51「6. チームを編成する」を参照してください。

《チームの維持管理》

１つの科目（コース）において，学生は同じチームに所属します。チームとして成長していくためにはある程度の時間が必要ですので，チームメンバーを固定します。チーム編成をして，新しくチームになったばかりの時期は，コミュニケーションにぎこちなさが見られる場合が多くあります。そのため，**アイスブレイキング**として，コースの始めにアクティビティを行うのもよいでしょう。たとえば，チームのシンボルとなるようなイラストをメンバーで考え，チームフラッグを作成してもらいます（図11）。これを科目履修中使用することで，チームへの帰属意識が高まります 。また，チームへと成長していく過程に必要なことは，メンバーが一緒に作業をすることです。そのため，チームに課する課題は，簡単に解答にたどりつくものではなく，メンバーが一緒に取り組めるような内容であ

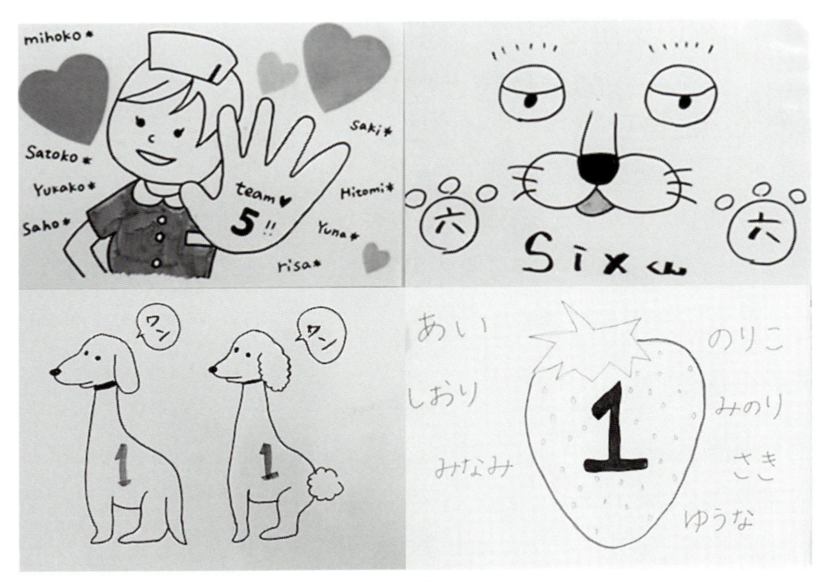

図11　学生が作成したチームフラッグの例

ることが必要です（p.39「応用演習問題を作成する」参照）。ここで注意が必要なのは，課題への取り組みは時間内とし，授業時間外にまでチームでの学習活動がおよばないようにすることです。それは，チームの維持管理がうまくいかなくなるからです。時間外の学習活動は，多くの場合，チームでの活動とはならず，個人の分担になってしまいます。あるいは，チーム内での仲のよい者同士や都合のよい人だけが集まる形での作業となり，チームとして機能しなくなります。チームでの学習活動は，チームメンバーが揃った状況で行うことが大切なのです。

［原則４］学習とチームの成長の両方を促す課題を用いる

TBLにおいて，チームで取り組む課題は，**学習意欲の向上とその継続を図る**，また**チームビルディング，チームの結束力の強化，チームワークの向上**という点で重要です。そのため，問題作成は丁寧に行う必要があります。効果的な問題の作成についてはp.39でくわしく説明しますので，参照してください。

《適切な問題作成》

iRATは，**予習資料にもとづいて**作成します。また，iRATが難解すぎると学習意欲を阻害しますし，容易に解答できると予習してこないばかりか，チームでの学習活動が起こらないので，学習意欲が低下し，チームの結束力も生まれません。

応用演習問題は，チームでディスカッションしなくては解決できない問題にする必要があります。応用演習問題は最初に設定した「何ができるようになってほしいか」という**科目目標を達成できるような問題**である必要があります。

演習などで成果物を作成するような問題は，複雑なものだったり，分量が多かったりすると，チームでの作業に限界を感じて分担作業になってしまうことがあります。チーム力を高めるはずの課題が，逆にチームを分散させてしまうことになってしまいます。内容だけでなく，時間内に終わるような分量にすることも大切です。

いずれにしても，問題は個人で解決できてしまうようなものではなく，**チームメンバーとのディスカッションを必要とするものであること**が重要です。その積み重ねで，チーム力が強化されていきます。

《チームの成長を促す仕掛け》

チームの結束力をつけるためには，チームでの作業を行うことが大切です。そして，その作業の結果を可視化することによって，作業を継続したり，よりよくしようという原動力になります。例としては，ディスカッションにポイントをつけることもよいでしょう。発言したことにポイントを加算し，表などにシールを貼ることでそれを可視化します。つまり，各チームの獲得ポイントも一目瞭然となります。そうすることで，チーム一丸となって取り組むこともできます。またp.24でも紹介したように，高得点チームを紹介する方法もチーム力を高めることにつながるでしょう。さらに，チームメンバー全員が均一に発表できるような仕掛けを行うことも効果的です(p.28参照)。

ピア評価もチームの結束力を高めるための方略の1つです(p.56参照)。ピア評価の目的の伝え方には工夫が必要ですが，特に，チームへの貢献という視点でのピア評価には，「正しい解答やよい答えを発表してくれる人だけが貢献しているといえるのか」というような問いかけも仕掛けとして必要でしょう。

引用文献

1) Michaelsen LK, Parmelee DX, McMahon KK, Levine RE (編著)/瀬尾宏美 (監修)：TBL ―医療人を育てるチーム基盤型学習 成果を上げるグループ学習の活用法. p.10-15, シナジー, 2009.

Coffee Break

いつも同じ人が発表しているときはどうすればいいの？

チームディスカッションのときに，いつも同じ人が発表しているチームがあれば，そのチームで全く発表しない人は，チーム内でも，チーム同士のディスカッションにもきっと参加していません。そんなときはどうすればいいでしょうか？

特定のチームだけを指摘してしまうと，そのチームだけ評価が低いという印象を与えてしまいます。ですから，介入する際にはクラス全体に行いましょう。

チーム全員がディスカッションに参加し，まんべんなく発表してもらうための仕掛けを紹介します。まず，チーム内の人数分の色紙を用意し（1チーム6人の場合，6色×チーム数），1人ひとりに色紙を配布します。その後，ファシリテーターが，たとえば「今日の発表者はピンク色の紙が配られた人です」と伝えます。つまりその人がランダムに選出された発表者となります。チーム内の2番手以降の発表者も同様に色で指定することができます。色はファシリテーターの気まぐれで決めてもよいと思いますが，くじなどを用いてゲーム性を出す方法も盛り上がります。色紙以外に，アルファベットや単語，イラストの描かれた用紙なども代用できます。この方法を用いると，突然決まった発表者をサポートするために，ディスカッションが活発になる状況を作ることができます。授業の冒頭で発表者が決まることで，チームとして発表する可能性が高まるので，チーム全員がディスカッションに参加するのです。

注意点は，発表直前に発表者を決めないようにすることです。発表直前に決めると，学生たちの心の準備ができず，チームの意見として十分に発表ができないことがあり，チームとしても不全感が残ります。チーム内で十分に準備をしてもらうためにも，授業の冒頭で発表者を決めることをおすすめします。

しかし，これはどうしても発表者がかたより，ディスカッションが活発にならないときの方法です。こうした仕掛けを用いる必要がないほど，ディスカッションがいつも活発になるとよいですよね。

Coffee Break

TBLって本当に１人でできるの？

TBL の利点は「教員が１人で舵取りできること」という点も挙げられます。もちろん，慣れてくれば１人での舵取りは可能になります。しかし，実際は１人よりも複数で授業を担当するほうが心強いのは確かです。つまり，１人でクラスの舵取りができるということは利点であって，必ず１人で行わなければならないということではありません。人的な余裕があるのなら，複数で担当してもよいのです。その場合は，それぞれの役割を決め，役割分担をしたほうがよいでしょう。

特に初めて TBL を取り入れて授業をする場合，１人ですべてを行うのは緊張します。そのうえ，TBL を行っているときには考えなくてはいけないことがたくさん出てくるので，気持ちが焦ってしまうこともあるでしょう。その場合は，TBL のインストラクションに集中し，授業が時間通りに進むようにマネジメントのみを行うという役割をとります。そして，ディスカッションのファシリテーションをする人やフィードバックをする人とともに TBL を行います。そうすると，随分と気持ちに余裕ができます。その方法を繰り返していけば，教員も TBL の雰囲気や学習方法に慣れてきて，１人で舵取りができる自信がついていきます。慣れてくると，１人で行うか，あるいはインストラクションはアシスタントに手伝ってもらい，それ以外のファシリテーション，フィードバックを行う，ということができるようになります。

TBL の運営方法は１つではありません。さまざまな方法を試してみてください。教員の心身の負担が大きくない方法を取り，１回１回の TBL から学びを得る余裕がある，そんな経験ができるとよいと思います。科目の特性によっては，科目構成をする人と実際に TBL を行う人が異なる場合もあります。それも１つの方法です。すべてを１人で引き受ける必要はありません。チーム基盤型学習ですから，教員もチームで科目を担当していきましょう！

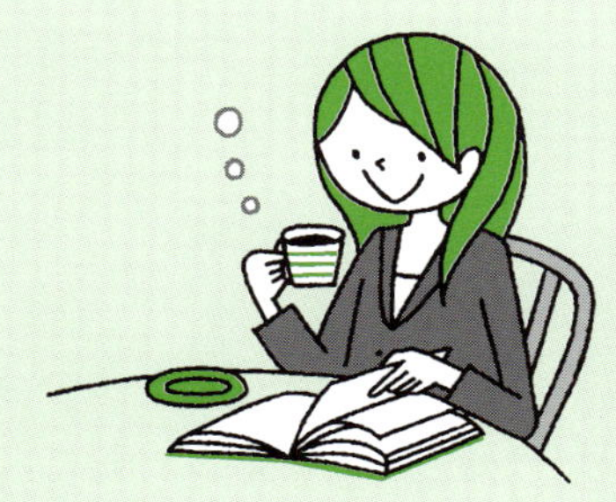

2 TBL 導入のてがかり

従来の学習方法の組み立て方を変えることで TBL は始められる

TBL の学習の流れをみると，1つひとつの構成要素には，これまでの授業で行ってきたことが盛り込まれていると気づいたのではないでしょうか。

TBL はこれまで行われていた学習方法が集められ構成された方法である，ともいわれています。ここで伝えたいことは，TBL のそれぞれの構成要素は目新しいものではなく，どこかで経験したことがある方法なので，**それほど構えなくても大丈夫**ということ，そして，学生に伝える科目内容はこれまでと一緒ですが，提示する順番が異なっており，**TBL の原則にしたがって組み立てているだけである**ということです。

まずはイメージを持っていただくために，誰もが知っている「おでん」になぞらえて，これまでの講義の組み立て方法と TBL の構成を比較してみましょう。

カンファレンス，グループワーク，演習など，鍋の中にたくさんの学習方法のレパートリー（おでん種）があります（図12）。これまでの授業では，それぞれの場面にあった学習方法（おでん種）を選択し，科目というお皿に盛りつけて学生に提示していたと思います（図13）。

では，TBL の場合はどうでしょうか？　同じおでん種を使用しても，TBL という盛りつけ方法があり，おでん種はユニットの到達目標という串に刺していきます。そして，学生がそのおでんを上から順番に食べていくように，授業を進めていきます（図14）。このように従来とは異なる点がありますが，原則にしたがって教材を作成し，TBL ユニット（p.37 参照）を構成していき，その順番で授業を進めていけばよい，ということがわかると思います。原則にしたがって進める大切さは前節でくわしく説明していますので，ここでは導入の手がかりとして，「順番」についてのみ注目してください。

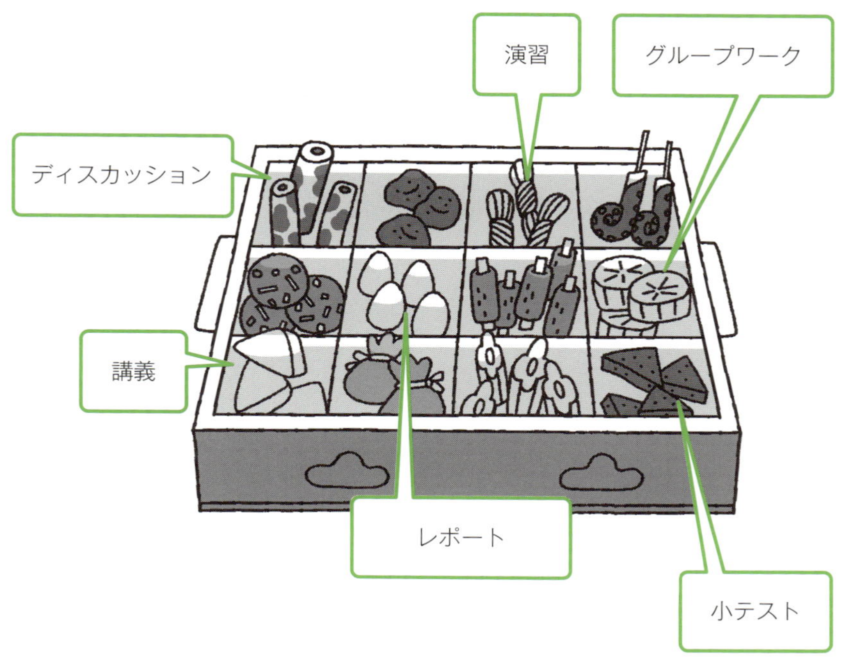

図12　さまざまな学習方法

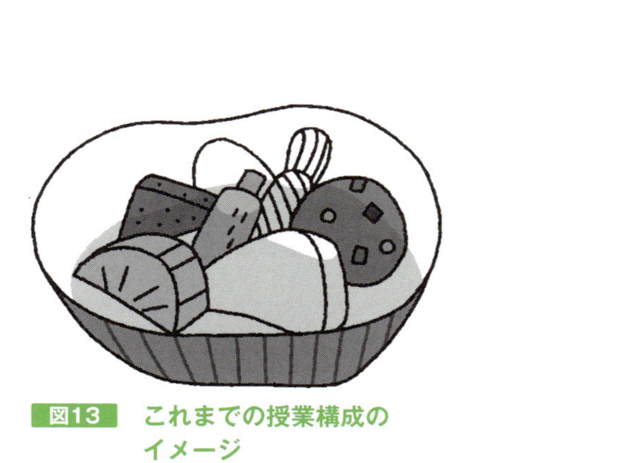

図13　これまでの授業構成のイメージ

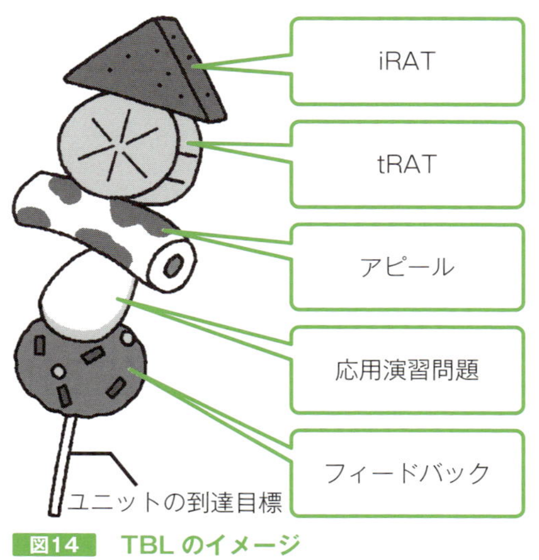

図14　TBL のイメージ

次に，TBL の教材作成に必要となる主な構成要素（iRAT，tRAT，応用演習問題）を見てみましょう。それぞれは名称が異なるだけで，これまで行ってきた方法が含まれているのがわかります。たとえば，小テストは RAT に類似していますし，グループワークは「グループで話し合うまたは作業を行う」という意味では，TBL におけるチーム活動と同じです。異なる点は，グループワークの目的や方法であり，これは TBL では非常に大切なポイントです。たとえば，TBL の応用演習問題は，チーム数に関係なくすべてのチームが**同じ問題に取り組み，同時に発表する**，という独特な方法で行っています（p.39「4 つの S」参照）。しかし，従来のグループワークでは，グループごとに異なる課題を出して，たくさんの課題について発表で共有する方法をとっていることが多いでしょう。また，ディスカッションでは，すべてのチームが同時に答えを発表することはなく，順番に発表しているのが一般的な方法だと思います。

TBL のチーム活動やディスカッションの方法は，上述したように同じ問題に取り組み，同時に発表する，といったそれ自体も独特であり，さらに出題される問題も TBL のユニット設計の原則にしたがって作成した，計算された課題です。しかしながら，これらは従来のなじみのある方法を TBL の原則に沿ってアレンジすることで実施できるのです。これまで全く行ったことがない方法というわけではないので，びっくりするほど目新しくはないということです。

大切なのは 科目やユニット構成を工夫すること

TBL という学習方法で科目を展開することだけにこだわらず，科目の中に特別講義や演習を含めるなど，いろいろな学習方法を取り入れた構成でもよいでしょう。科目の中で学んでほしい内容が，TBL で行うものと従来の演習で行うものとが混在した形での科目構成でもよいでしょう。もちろん，演習を TBL で行うことも可能ですが，科目の中に従来の方法を継続する授業があってもよいのです。

TBL の流れで学ぶことを繰り返すと，学生の集中力が継続しないときもあります。それにはさまざまな理由が考えられますが，対策としてたとえば，おでんの味にアクセントをつけるように科目構成に変化をつけることは，学生の学ぶ気持ちに刺激を与えます（図15）。つまり TBL ユニット以外の方略を取り入れる（残す）ことで，教員にとっては

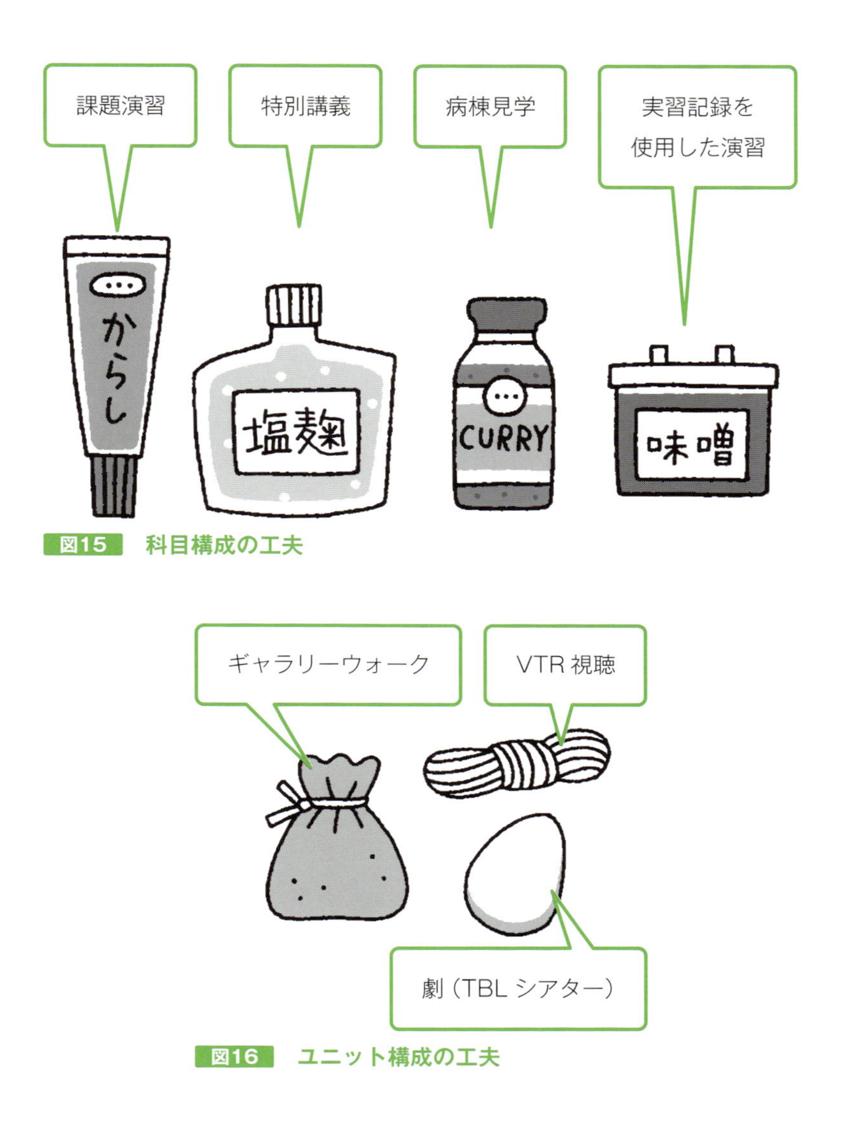

図15　科目構成の工夫

図16　ユニット構成の工夫

自分のやり慣れた方法で授業を実施できる部分があり，また，学生にとっても気分転換となりモチベーションの維持につながります。必ずしも TBL を導入する＝科目をすべて TBL にかえなくてはいけない，ということではありませんのでご安心を。

TBL ユニットの構成の工夫としては，応用演習問題に VTR を使用したセッションを行ったり，あるいはロールプレイを行ったりして，視覚的な変化や動作が伴うようなアクティビティを入れて変化をつけます（図16）。学ぶ内容（1 つのユニットで取り扱うテーマ）が毎回異なったとしても，同じような流れでTBLユニットが進むと，学習方法にだんだん新鮮味がなくなり，学習意欲が持続しないこともあります。学生にはいつも驚きをもって，ワクワクしながらTBLに参加してもらいたいものですよね。

一歩一歩進めてみよう

ここまで読み進んで，「TBLを導入するのは難しいかも……」と不安に感じる方もまだいるかもしれません。「準備が大変そう……」「科目全体を構成し直すことに自信がない……」「同意してくれる教員が見当たらない……」など，いろいろな条件や状況はあると思います。その場合は，まずはTBLの要素を抽出し，これまで行っていた方法に組み入れてみる，というところからスタートしてみるのはいかがでしょうか。たとえば，講義を行った後に応用演習問題を行う，グループワークの後にピア評価を行うなど，導入の方法はさまざま考えられます。学習方法を変えるのは，現状に課題がありそれを解決する目的があるからで，TBLを導入することが目的ではないはずです。適切な学習方法を見出すためにも，新たな学習方法の要素を少しずつ導入し，学生の反応を見ながら学習方法を改革していくことも1つの方法といえます。初めからすべてを導入することでうまく行くとも限りません。Step forward one by one（一歩一歩進む）で行きましょう！

注意しておきたい，科目間の調整

TBLを導入すると，担当科目のことで手一杯になりがちです。しかし，学生にとってみると，この科目だけを学んでいる訳ではなく，他にもたくさんの科目を受講しています。定期試験が同じ時期であるように，科目の途中で課題を出す時期が重なってしまうことがあります。複数の科目から課題があることで，学習効果が低くなる，あるいは，取り組まない，ということが発生してしまう場合があります。そのようなことを避けるために，科目間での調整が必要になります。

まずは，同じ時期に開講している他の科目担当者に，どんな学習方法で行っているのかを説明し，課題が重なるときは互いに時期をずらしたり，内容の分量を変えたりといった方法をとることも必要です。新しい学習方法にはすぐに理解が得られないこともあります。そのため，TBLのように課題が必須の科目は，この科目のために他の科目の課題に取り組めなかった，という学生も出てくるかもしれません。そのような状況をつくらないために，カリキュラムの中でのバランスをとることも忘れないようにしましょう。

Coffee Break

インストラクショナルデザイン：ADDIE モデル

ここで，科目構成を考えるときに役立つ，インストラクショナルデザイン（Instructional Design：ID）という考え方をご紹介します。ID とは，何かを効果的・効率的に教えるための方法や技法の考え方です。ID のプロセスの最も基本的なモデルは，5 つの構成要素から頭文字をとり「ADDIE モデル」と呼ばれています[1)]。この ADDIE モデルの 5 つのステップでは，次のような作業を行います[1～3)]。

Analyze（分析）：ニーズとゴールの分析をして全体像を決める
Design（設計）：どこをどのような形にするのかデザインする（取り上げる項目，単元の選択，どれだけの時間をかけるのか，どのような順番にするのか，評価の指標など）
Develop（開発）：教育方略を選択し教材を作成する
Implement（実施）：インストラクションを実施する
Evaluate（評価）：実施したことについての有効性，妥当性，内容，教育手法などを評価する（教材評価，プロセス評価，学習者の反応と達成度，インストラクションの成果評価）

ADDIE の 5 つのステップは，順を追った 1 通りの流れで終わるものではなく，何らかの問題が見出されると，それぞれのステップに戻って改善します。これは科目構成だけではなく，研修，商品開発などいろいろな領域で応用可能な考え方です[2)]。

引用文献

1）R.M. ガニェ，W.W. ウェイジャー，K.C. ゴラス，ほか／鈴木克明，岩崎信（監訳）：インストラクショナルデザインの原理．p25-50，北大路書房，2007．
2）向後千春：インストラクショナルデザイン―教えることの科学と技術．p.12，KogoLab，2012．http://kogolab.chillout.jp/textbook/2012_ID_text.pdf.（2015 年 11 月 24 日アクセス）
3）リチャード・クルーズ，シルヴィア・クルーズ，イヴォンヌ・シュタイナート（編著）／日本医学教育学会 倫理・プロフェッショナリズム委員会（監訳）：医療プロフェッショナリズム教育：理論と原則．p.52，日本評論社，2012．

Coffee Break

TBL は教員にとっても本当に楽しいの？

TBL 導入の準備として，筆者らはまず『TBL ―医療人を育てるチーム基盤型学習』（シナジー）を隅々まで読みました。すると，大きな大きな疑問が生まれました。なぜなら，そこには「教員も『楽しい』と感じる学習方法である」と書いてあったからです。

「教員も楽しい……」。その答えを探すため，海外の医療系大学での TBL の研究を探したり，FD で TBL 研修を受けたりもしました。必死で TBL の楽しさを探しましたが，結局，文字の中には答えはありませんでした。そうして迎えた TBL の準備期間。科目構成を検討したり，教材作成をしているときにも「TBL は教員も楽しい」という言葉が常に頭にありましたが，学生と科目運営への責任感から一心不乱に取り組み，楽しいと感じることはなかった……，と記憶しています。そして，TBL 導入。TBL が始まると，学生は新しい学習方法に始めは控えめな様子を見せていましたが，回を重ねるとどんどん能動的になり，授業が活発な雰囲気に包まれました。チームメンバーとの積極的なディスカッション，事前学習をしてきたからこそのアピール，予想もしなかったくわしい内容についての質問もありました。そうした学びへの勢いのある雰囲気の中で，もっと「仕掛け」をつくりたい，という気持ちになって，教材の修正を繰り返す日々でした。

学生の学習意欲を感じとると，もっともっと準備をしたくなるのです。そして，入念に準備すればするほど，学生は主体的にディスカッションするようになっていったのです。もうおわかりでしょう。そうです。「なんて，TBLって楽しいのだろう」と思ったのです。今ははっきりと言えます。「TBLって教員にとっても本当に楽しいの？」と聞かれたら，自信を持って「楽しいです」と。

つまり，楽しいと感じるのは，実際に TBL で科目を運営したときなのです。ですから，TBL で科目を運営してからもう一度この本を読んでみてください。すると，「楽しい」へのあなたなりの解釈があり，ほくそ笑む瞬間があることでしょう。

3 TBLユニットを設計する

第1章5）では，学生の学習活動に沿ってTBLの流れを説明しました。TBLのユニット設計は，学生の学習活動とは逆方向の流れになります。ここでは，その考え方と具体的なユニットの設計について説明します。

逆向き設計（Backward design）とは

これまでの科目や授業を構成する際には，**「何をどのように教えるか」**ということに注目していたのではないでしょうか。たとえば，○○を教科書に沿って解説して，○○のビデオを提示して，小テストで知識を確認する，といった流れの授業を行い，**最終的に○○**を理解する，という**目標に到達する**ような考え方の授業構成だったかもしれません。つまり，**「教える内容や方法」**を中心に吟味していたことになります。

TBLではまず，**「学生に何ができるようになってほしいか」という目標を設定することから科目を設計**していきます。つまり，科目のゴールから科目のスタート地点に向かって設計していくのです。この考え方を**「逆向き設計（Backward design）」**といいます。そもそも「逆向き設計」は新しい考え方ではありません。もしかすると授業設計をするときには，「逆向き設計」といわないだけで，意識せずともこのような考え方になっているかもしれません。「逆向き設計」はTBLだけに限定された方法ではなく，科目や授業の設計の質を高めるために使用される方法ですが[1,2]，TBLにおいては，この原則を重要視して科目やユニットを設計します。

なお，「何ができるようになってほしいか」という目標を持つことは「何ができるようになったか」という学習成果を重視するアウトカム基盤型教育（outcome-based education：OBE）と同じ考え方であり[3]，TBLもOBEであるといえます。

逆向き設計に沿ったTBLのユニット設計の流れ

TBLのユニット設計の流れは，「何ができるようになってほしいか」，そのためには「どんな状況で何ができればいいのか」，状況を理解したり解決するためには「何を知識として身につけておく必要があるのか」，そして，そのためには「どんなことを事前に学んでくる必要があるのか」というように，到達目標から予習資料作成までを**学生の学習活動とは逆方向に**考えていきます。ここでは，担当する科目の中でTBLユニットをどのように設計していくかについて，ユニット設計のステップ1〜4（図17）を，順を追って具体的に説明していきます。

1．ユニットの到達目標を設定する

科目目標を設定した後，まずは科目の中のユニットの到達目標を設定します。科目目標に向かって，そのユニットを終了した段階で「何ができるようになってほしいか」ということを考えます。目標の設定は，学生の実習での様子を思い浮かべると明確になるのではないでしょうか。学生は，日頃どんなことに戸惑っていますか？ また，学生にはどんな能力が不足していると感じていますか？ 学生について課題だと感じていることがあると

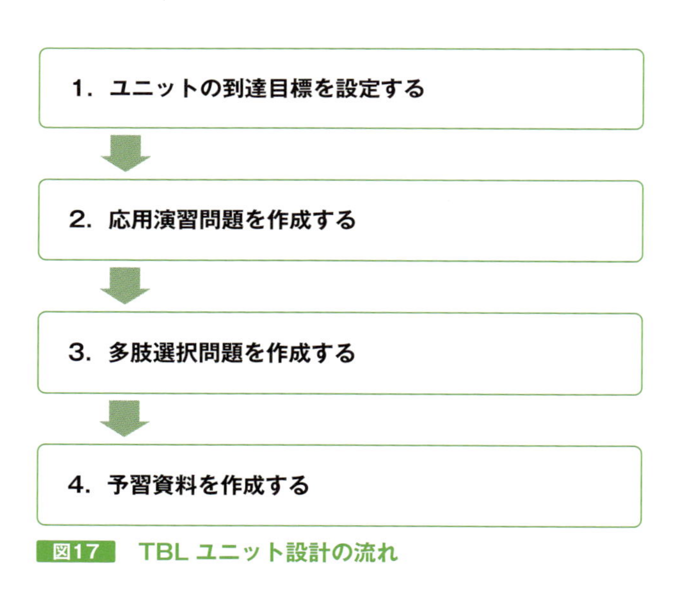

図17　TBLユニット設計の流れ

思います。それらを克服し，できるようになってほしいことを設定するのが目標です。繰り返しになりますが，教員が伝えたい内容（知識）を理解してもらうことが目標ではありません。

2. 応用演習問題を作成する

応用演習問題は，到達目標が達成されたか否かをみることができる非常に大切な問題です。そのため応用演習問題は，到達目標に沿っている必要があります。それと同時に，応用演習問題が備えていなければならない特性として**「4つのS」**があります[4)]。4つのSとは，「重要な問題 Significant problem」「同じ問題 Same problem」「根拠にもとづいた選択 Specific choice」「一斉の発表 Simultaneous reporting」です。これらの特徴を満たすことで，応用演習問題が非常に効果的なものとなります。

● Significant problem：重要な問題

応用演習問題は，学生にとって重要な問題である必要があります。「重要」とは，**学生にとって取り組むことに価値がある，と納得できる**という意味です。つまり，問題に取り組むことが，この先の実習や臨床で働くときに役立つと学生自身が理解できるような問題でなくてはなりません。学生が自身にとって重要な問題であるとわかれば，興味を持って積極的に取り組みます。また，応用演習問題はその状況を想像できるような臨場感にあふれ，さらに現場でよく起こるような，あるいは判断に迷うような場面設定にしましょう。自分の知識を使用して解決した実感が得られることも大切です。そのことによって，学生は「重要な問題」であるという認識を強めます。

● Same problem：同じ問題

応用演習問題はすべてのチームが同じ問題に同時に取り組みます。これは，チーム内，チーム同士でのディスカッションを行うためです。チームによって異なる問題に取り組むと，チーム同士での意見の交換や考えの比較が難しくなります。全員が**同時にディスカッションに参加するためには，同じ問題に取り組む**必要があり，そのことによって自己の意見やチームの意見と，他のチームの意見とを比較することができます。

● Specific choice：根拠にもとづいた選択

選択した解答や考えた解決策について，**なぜその結論に至ったのかという説明**をしなければならないような問題を作成します。たとえば，問題で提示されている状況ではどの選択肢も間違いではないが，優先順位を決めるとしたらどうなるのか？　というような問題です。チームメンバーとのディスカッションが必ず必要となり，推論したり判断したりする力だけではなく，チームワーク力も身につくでしょう。

● Simultaneous reporting：一斉の発表

数字やアルファベットのカードなどを使用して，一斉に解答を発表します。一斉発表後のチーム同士のディスカッションでは，チームとしての結論とその根拠を説明します。一斉に発表することによって，すべてのチームが同時に発表しなくてはならないという義務と，解答への責任とを伴うことができます。また，チームの解答に対して，チーム同士でディスカッションするため，チームとしての結束力も向上していきます。

「よい」応用演習問題とは

よい応用演習問題とは，効果的なディスカッションを促す仕掛けがある問題のことをいいます。TBL に用いる応用演習問題は，チーム活動を促し，チーム内，チーム間での活発な議論を生み出すものでなければなりません。応用演習問題は TBL の要であり，作成には非常に時間がかかりますし，時間をかけるべき箇所です。

チームの活動を促す内容とは，簡単に解答できるものではなく，学習してきた知識を使い，さらに，さまざまな意見を統合したうえでやっと解答に辿りつくといった，チームメンバーが“額を突き合わせて”取り組むことが必要な問題です。このチーム活動がチームの醸成を支援します。

活発な議論に発展するものとは，いろいろな選択肢がありうる状況で１つの決断を迫られるような場面が題材となる課題などです。たとえば，臨床で迷うような場面を想定するのが典型的であり，イメージしやすいと思います。

問題の難易度は，その段階で期待される学習の程度に合わせて設定します。選択肢をつくる場合は，最も適切な選択肢を選ぶ，あるいは，どれも適切と思われる中から優先順位１位となる解答を選ぶ形式があります。最も適切な選択肢を選ぶほうが容易であり，優先順位の選択はそれよりもやや難易度が上がります。しかし，これはまだ選択肢があるの

因による疲労
にしてリリコさんが
に臨める!
みと不安による
事摂取困難
痛間欠時に
事摂取ができる
痛みの軽減ができていない
リリコさんに合った
痛み軽減の体勢を見つけることができる

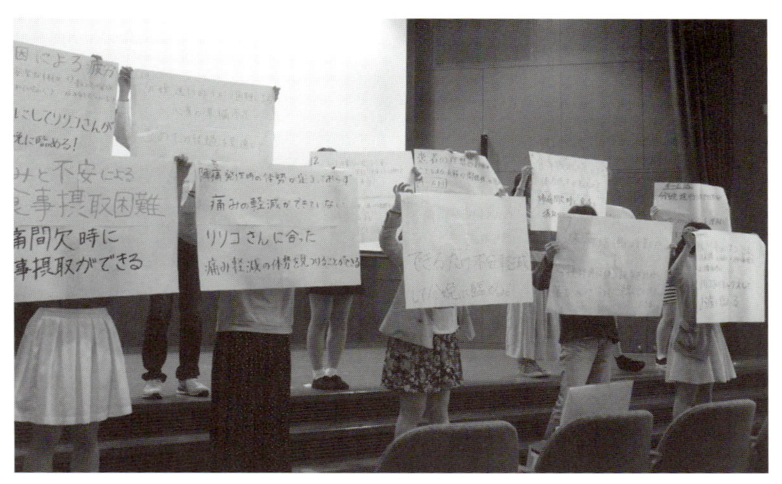

図18 応用演習問題で看護課題を一斉にあげている様子

で，答えに辿りつくことができます。もっと難易度をあげるには，選択肢は与えずに，チームとしての結論（たとえば，アセスメントした状態や看護課題など）を簡潔な言葉で書いてもらう，という形式もあります（図18）(応用演習問題の例は p.96 参照)。いずれにしても，どれとも決め難いが，決めなくてはいけない，という状況の問題は解答が分かれることが多いので，一斉に解答をあげたとき，教室はざわつきます。そのざわつきは，その後のディスカッションが活発になるサインです。そして，そのよい問題を受けて，ファシリテーターがなぜ異なる結論に達したのかを問い続けていくことで，問題のよさが際立っていきます（ファシリテーションの方法は p.59 参照)。

3. 多肢選択問題を作成する

RAT は多肢選択問題です。前述しましたが，RAT は応用演習問題を解くために必要な知識を確認するための問題です。この知識がなければ応用演習問題に取り組むことができない，また，予習をしてこなければ解答できないような問題にする必要があります。もちろん，到達目標に沿っていることは原則ですが，応用演習問題が到達目標に沿っていれば，当然ながら RAT も沿っていることになります。

問題の難易度はチームでの学習活動に影響を与えるので，難易度の異なる問題を作成し RAT に散りばめるのもよいでしょう。難易度の低い問題は学習意欲を継続させることもありますし，難易度が高めの問題は，解答に向かってチームの結束力を高めることもあります。しかし，そもそも問題が基本的なルールに沿って作成されていなければ，文脈が理解できなかったり，不明瞭な表現となり選択肢を選択できなかったりと，知識を持っていても適切に解答できません。ここでは，問題作成の技術的な点について注目した，多肢選択問題作成における基本的なルールを紹介します（表2）。RAT だけでなく，試験問題の作成にも活かせるルールです。ぜひ参考にしてください（多肢選択問題の例は p.97 参照）。

4. 予習資料を作成する

予習資料の作成で，大切なことは２つあります。１つは，**応用演習問題に必要不可欠な内容であること**です。多肢選択問題（RAT）は，応用演習問題に関連する基礎知識を確認するテストです。そこで，RAT を受けるために学ぶ必要がある内容を予習資料として提示します。予習資料—RAT—応用演習問題は関連しているので，そのつながりを考慮し，予習資料の内容を精査する必要があります。

もう１つは，**分量の調節**です。教科書を読んでくることが予習資料でもよいでしょう。しかし，何百ページも課題として提示しても，学生の学習意欲を刺激しません。学生は，予習内容が明確に提示されなければ何を学習すべきかがわからないため，事前学習に取り組まない場合が多くなります。教科書を読む予習課題の場合は，書籍から何を学ぶのかを説明した資料を作成します。教員は，できるだけ多くのことを学んできてほしいと思うあまり膨大な量の予習資料を用意したり，あるいは抽象的な表現で項目だけを羅列したりしてしまうことがあります。予習資料の作成は，内容を増やすのではなく，むしろ応用演習問題に関連した必要なポイントを絞っていく，すなわち**削る作業**と言っても過言ではありません。

また，予習資料そのものを作成しない場合もあります。それは，**講義が事前学習という位置づけ**で行われる場合です。その場合は，予習資料がなくてもよいでしょう。予習資料の内容はすべて，科目の組み立て方によります（予習資料の例は p.97 参照）。

要は応用演習問題にある

TBL ユニット設計の考え方は，図17 の 1〜4 のように進んでいきます。しかし，ユニット設計の実際は，**到達目標が決定した後，2〜4 の応用演習問題，RAT，予習資料の作成**

表2　多肢選択問題作成の基本的なルール

1. **穴埋め形式ではなく，疑問文形式で問う**
   (例)「日本の首都は（　　　）である」はあまり効果的ではない
   「次の4つのうち，日本の首都はどれか」のほうが効果的である
2. **単なる暗記問題ではなく，現実的な状況に基本的知識を応用することを促すような問題を作る**
3. **否定形の問題は避ける**
   (例)「…でないのはどれか」という形式は避ける
   →正解を知らなくても不正解を見つけられることがある
   ※例外的に，禁忌を問う設問の場合はよい
4. **他の問題のヒントになるような問題や選択肢を作らない。また，限定詞（常に，決して，など）を用いない**
5. **もっともらしい不正解選択肢を作る（誤りが明白な選択肢を作らない）**
   同じカテゴリの選択肢を並べる
   過去に出題した論述試験で学生から出た誤回答を選択肢に用いるとよい
6. **選択肢の長さを揃える**
7. **正解を2番目や3番目の選択肢に設定しがちなので，均等にふり分ける**
8. **「上記すべて（正しい）」という選択肢は用いない**
   (避けるべき例)
   Q：果物はどれか
   1. イチゴ　2. ナシ　3. リンゴ　4. これらすべて
   →どれか2つが“真”とわかれば，自動的に4が正解とわかる
   Q：果物はどれか
   1. ニンジン　2. ブドウ　3. オレンジ　4. これらすべて
   →どれか1つが“偽”とわかれば，自動的に4は除外される
9. **「上記すべて誤り」という選択肢は用いない**
10. **テストの解答方法に関して明確な指示を記載する**
    (例) この試験は「生理学」の基本的事項の理解度を測るためのものです。
    設問1～5は五肢択一問題です。マークシートの正解と思われる選択肢の記号を塗りつぶしてください。
11. **問題には，意味が明確な1つの事柄だけを問う**
    問題を読むだけで質問の趣旨や必要な情報がわかるようにする
    解答に必要な追加情報を選択肢に含めない
12. **他に適切な方法があれば多肢選択問題は用いない**
    問題解決型や，創造性を問う形式が望ましい

[Brigham Young University, 2001 Annual Conference. 14 Rules for writing multiple-choice questions にもとづき J-MiNTS 作成]

がループのように繰り返されていきます。このループで特に困難を極めるのは応用演習問題の作成です。到達目標の達成をみるための最も重要な応用演習問題が一度で完成するはずがなく，微調整を繰り返しながら精選していくことになるため，非常に時間を要します。そして，応用演習問題が変更されると，当然 RAT も予習資料も修正が必要になります。その意味での実際の作業のループになっているのです。ユニット設計は**結びつき**を考えながら進めていく作業と，応用演習問題や RAT，予習資料の**質と量**も考慮しなくてはいけません。頭をフル回転させる作業である，と思っていただいたほうがよいでしょう。

教材のパイロットテストとレビューは忘れずに！

応用演習問題，RAT，予習資料の作成を行ったのち，必ずパイロットテストを実施してください。科目担当者だけでの取り組みは，教材作成のミスが見えにくくなります。たとえ複数で教材作成をしていても，科目担当以外の人に問題に取り組んでもらい，レビューをもらうことは教材の精選を行ううえで非常に大切です。確認のポイントとしては，たとえば，現役の病院スタッフへ「事例や問題が机上の空論ではないか」「解答時間は予測通りか」，あるいは専門領域外の人に「問いの表現は一般的に適切か」などです。これにより科目担当者が見落としていた箇所などを修正することができます。

Coffee Break

反転授業

ここ 2〜3 年の間に急速に普及した「反転授業（flipped classroom）」というアクティブ・ラーニング型授業があります。反転授業とは「説明型の講義などの基本的な学習を宿題として授業の前に行い，個別指導やプロジェクト学習などの知識の定着や応用力の育成に必要な学習を授業中に行う教育方法」[5]を指します。事前に自己学習をし，授業の中で応用演習を行うという意味では，TBL の学習方法と類似しているといえます。このように，TBL には他の学習方法が盛り込まれており，全く新しい形の学習方法ではないことがここからもおわかりになるでしょう。

引用文献

1）G．ウィギンズ，J．マクタイ/西岡加名恵（訳）：理解をもたらすカリキュラム設計―「逆向き設計」の理論と方法．p.15-19，日本標準，2012．
2）西岡加名恵（編著）：「逆向き設計」で確かな学力を保障する．p.13-14，明治図書出版，2008．
3）田邊政裕（編）：アウトカム基盤型教育の理論と実践．篠原出版新社，p.61，2013．
4）Michaelsen LK, Parmelee DX, McMahon KK, Levine RE（編著）/ 瀬尾宏美（監修）：TBL ―医療人を育てるチーム基盤型学習　成果を上げるグループ学習の活用法．p.39-48，シナジー，2009．
5）ジョナサン・バーグマン，アーロン・サムズ/山内祐平，大浦弘樹（監修）：反転授業．p.3，オデッセイコミュニケーションズ，2014．

参考文献

1）Wiggins G, McTighe J：Understanding by Design 2nd Expanded edition, Assn for Supervision & Curriculum Development, 2005.

4 必要な物品/環境を用意する

ユニット設計が終わり，必要な教材作成が終わったら，TBL をよりスムースに，そして効果的に運営するための物品を用意します。

TBL ガイド

「TBL ガイド」は，基本的には学生のための冊子で，TBL という学習方法を明快に説明したものです。これは TBL のガイダンスに使用できます。また，学生が TBL という学習方法に迷ったときや疑問が生じたときに確認できるものですし，学生と教員の TBL の理解を一致させるためにも役立ちます。聖路加国際大学（以下，本学）では，TBL を開始するときに配布し，科目を学んでいる間はいつも持参するように説明しています。TBL 導入にあたり必ず作成するものではありませんが，TBL ガイドを作成することで，教員自身の TBL の理解が深まります。TBL を簡潔に，そして明確に要約する必要があるため，TBL を説明できる力がついていくのです。なにより，学生の TBL の理解の手助けになりますので，作成することをお勧めします。なお，TBL ガイドの内容は本書の巻末（p.135）に掲載しています。ガイダンス等でそのままご使用いただくのはもちろん，みなさんが作成する際の参考にしていただければと思います。

展開に必要な物品

TBL では数種類の用紙を使用します。少なくとも iRAT の問題用紙と解答用紙，tRAT の解答用紙，アピール用紙，応用演習問題の問題用紙が必要であり，1 回の TBL で各チームに配布する用紙が多くあります。そのため，図19 のように用紙ごとにファイルを用意すると便利です。ファイルに分ける理由は，ファシリテーターが指示をした用紙を正しい順番で使用してもらうようにするためで，TBL の進行をスムースにします。使用する用

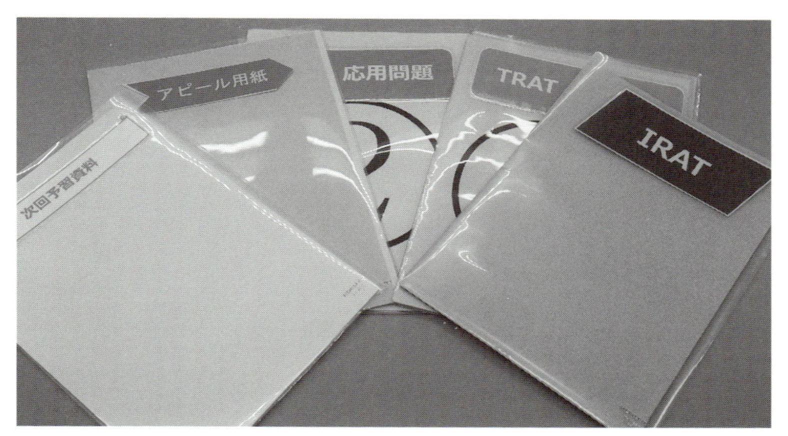

図19　用紙をまとめたファイル

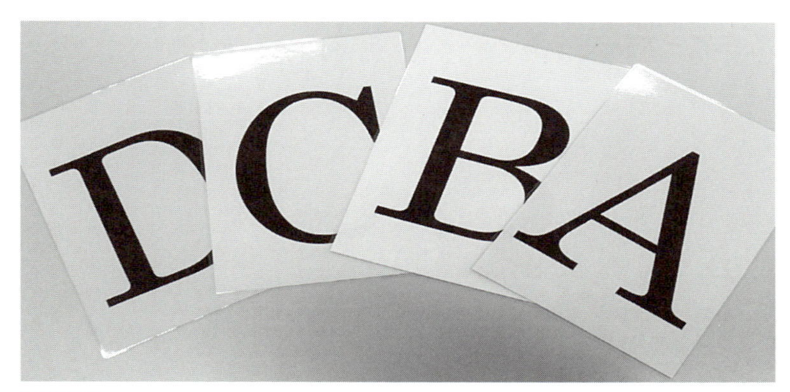

図20　応用演習問題の解答カード

紙ごとにチームの代表に取りに来てもらう方法もありますが，チームの側に用紙があるほうが時間短縮にもなり，タイムマネジメントがしやすくなります。

また，応用演習問題の解答カード（図20）も必要です。大きさはA4サイズだと他の用紙とサイズが同じため管理しやすく，学生も教員も互いに解答が見やすいです。ラミネート加工をすると，毎年使用できます。

さらに，チーム専用のファイルまたはBOX（図21）があるとよいでしょう。BOXは保管に場所を取りますが，折りたたむことが可能なものを用いると，TBLが終わった後に整理しやすいかもしれません。BOXによって教員がチームの物品の管理をしやすくなり

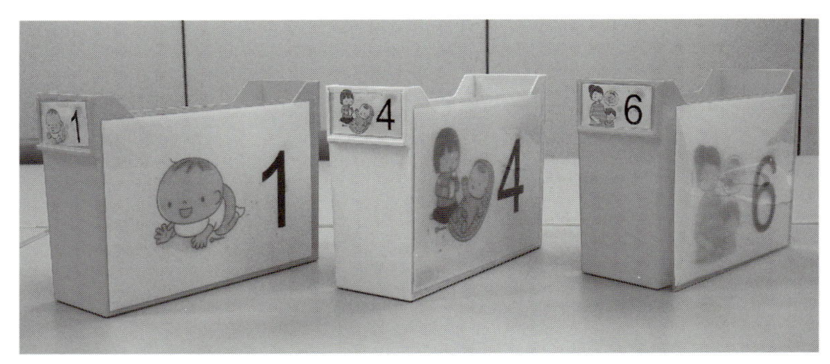

図21　チーム専用の BOX

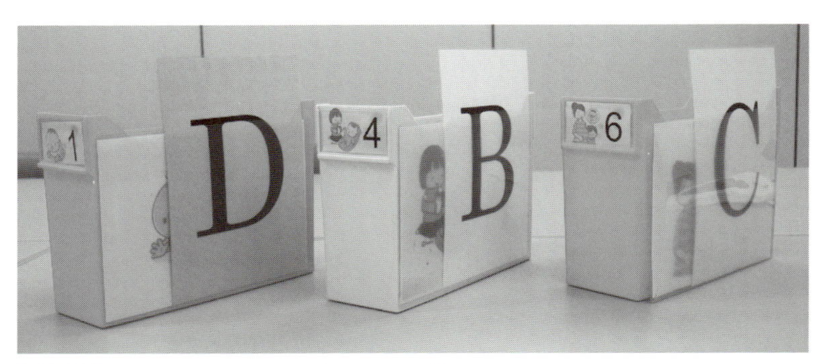

図22　BOX に選択肢を差し込んだ様子

ますし，用紙の準備，配布，回収が非常にスムースになります。チーム BOX にはチームで作成したチームフラッグをつけるなどすると，学生はより「自分の所属するチーム」として，チームを意識します。また，カードホルダーをつけると，応用演習問題で選択肢をあげた後，その選択肢を BOX に差し込んでおくことも可能です（図22）。

学習環境

ここでいう学習環境は，物理的な環境です。TBL に特別な教室は必要なく，どこでもできるというのも 1 つの利点です。TBL のために改めて部屋を用意する必要はなく，これまで講義で使用していた大教室で十分です。大切なのは，学生全員が着席できるだけではなく，各チームが集まってディスカッションできる環境を用意することです。

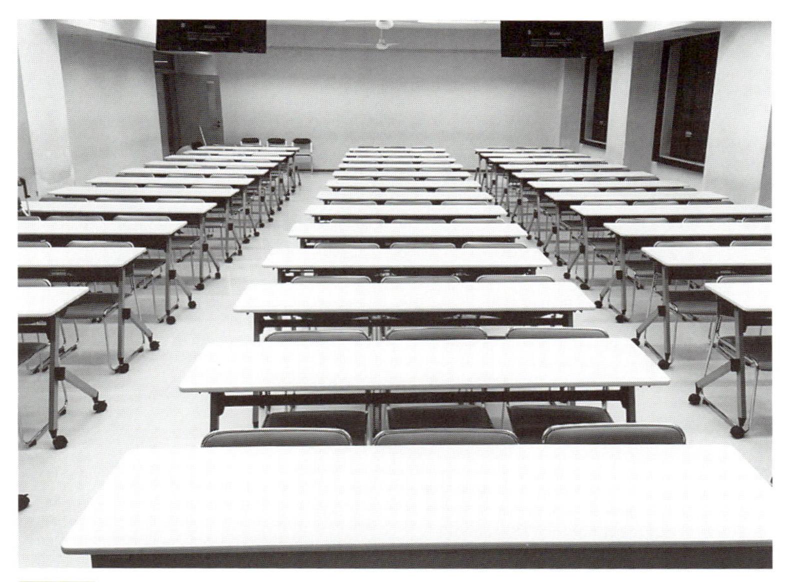

図23　長テーブルが配置された教室

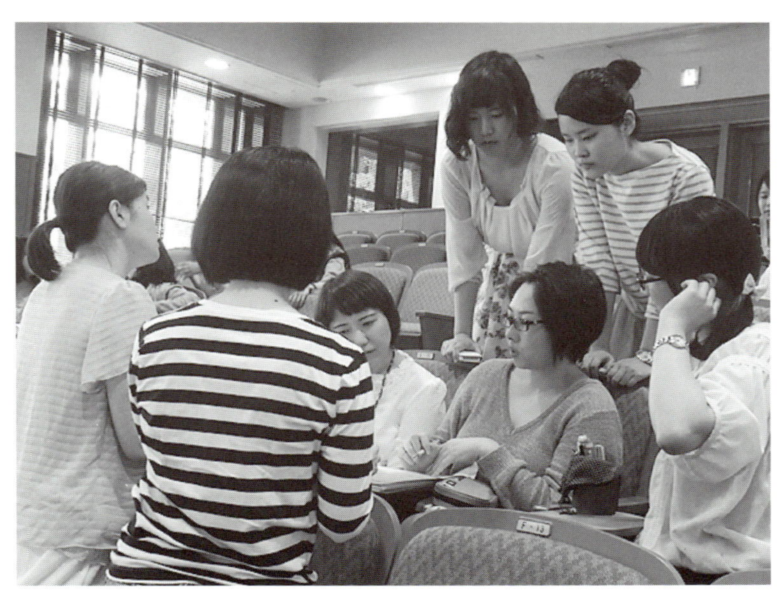

図24　ディスカッションしにくい固定椅子の教室

図23のような長テーブルは移動も可能であり，何よりメンバー同士の物理的な距離が近くなるため，ディスカッションしやすい環境です。しかし，他のチームと近すぎるとディスカッションに集中できないので，ある程度チームごとのスペースがあることが望ましいです。階段教室でも TBL は可能ですが，椅子が固定してあることで体の向きを変えにくくディスカッションしにくい，と学生から不満が出たことがあります（図24）。活発なディスカッション，さらにはチーム形成を阻害する可能性があるため，椅子が固定してある教室はできれば避けたほうがよいでしょう。また，インターネットやパソコンの使用など，TBL の実施方法によっては，IT 環境の整備も重要です。

5 チームを編成する

チーム編成はチームが有効に機能していくために非常に大切な要素です。学生自身がお互いのリソースとしての資質を均一にするために，各チームにさまざまな背景を持った学生が入り，能力が均等に割り振られるようにすることが理想です。しかし，学生個々人の背景や能力を知り，その点を配慮することは，クラスの規模が大きければ大きいほど難しくなります。このときにチーム編成で大切なポイントは，チーム編成のプロセスの透明性を確保することです。さまざまな点を考慮して均一性を確保できないのであれば，チーム分けを可視化し，教員の意図的な操作が入っていないということを証明しつつ，チーム分けをするのがよいでしょう。そうすることでチーム編成の公正さが明確になり，どのチームも偶然できた人の集団として学生は理解できます。いろいろな方法があると思いますが，ここでは最も公平で迅速にチーム編成できる方法をご紹介します。

パワーポイントなどで学生全員に質問をみせ，回答が yes の人に教室の壁側に整列してもらい，全員が列に並んだところで先頭の人からチーム数の数字を順番に言ってもらいます（図25）。その番号が所属するチーム番号になる，という方法です。

質問は最も優先される能力が確認できるような質問，たとえば「他大学で学士号を取得した」などから行い，その能力を持つ人を均一に割り振るという方法もあります。しかし，この場合は，質問内容を考慮しないと答えにくくなってしまうこともあります。たとえば「他大学で学士号を取得した」は，その背景を言いたくない人もいますし，年齢を知られたくない人もいます。あるいは「助産領域に興味がある」という質問は，科目への学びに意欲的な学生を均一にしたいという意図がありますが，yes と答える学生も yes と答えない学生も複雑な気持ちになってしまうこともあります。ですから，科目に関連し，かつ客観的に答えられるような質問がお勧めです。たとえば「1歳未満の乳児を抱っこしたことがある」「1年以内に出産をした友人がいる」のような質問です。また，出身地，生まれ月，などの質問は，プライバシーを侵害しない程度にお互いを知ることにもなり，チーム編成だけで教室の雰囲気が盛り上がることがあります。一度決めた後は，チームとして育って

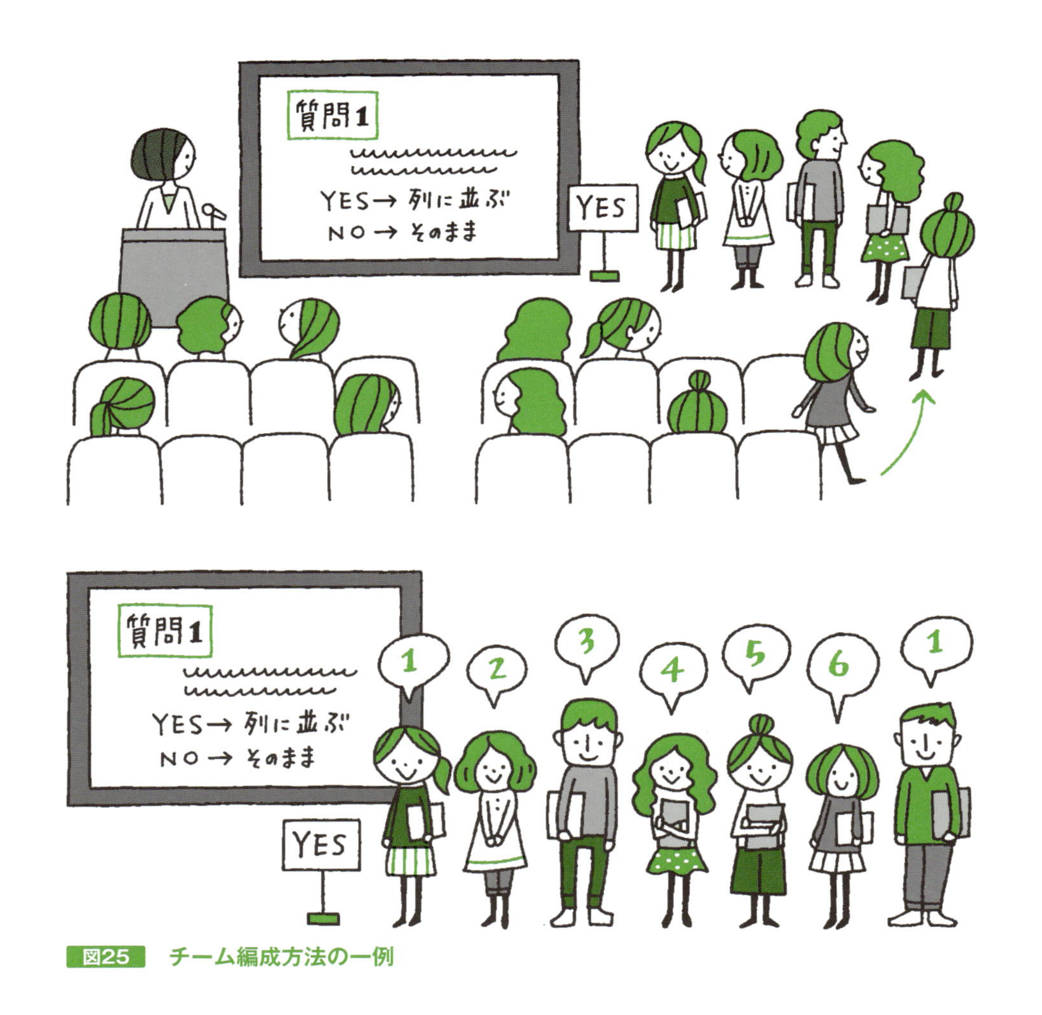

図25　チーム編成方法の一例

いくために科目が終了するまで同じメンバーで固定します。

チーム編成がスムースにできたとしてもチームはすぐには機能しません。人の集団がチームとして成長し，機能するまでにはプロセスがあります。それを示したものを「Tuckman's Team development model（タックマン・モデル）」と呼びます（図26）[1〜3]。

人の集団は，チーム編成をしたことで互いに知り合い関係性を築く「形成期」に入ります。多くの人がチームメンバーとうまくやりたいと思っているので，意見は控えめにしか言いません[4]。その後，チームで課題に取り組んでいく中で意見の相違などが目立ちはじめ「混乱期」を迎えます。混乱期におけるチーム内の葛藤は不可欠であり，メンバーそれ

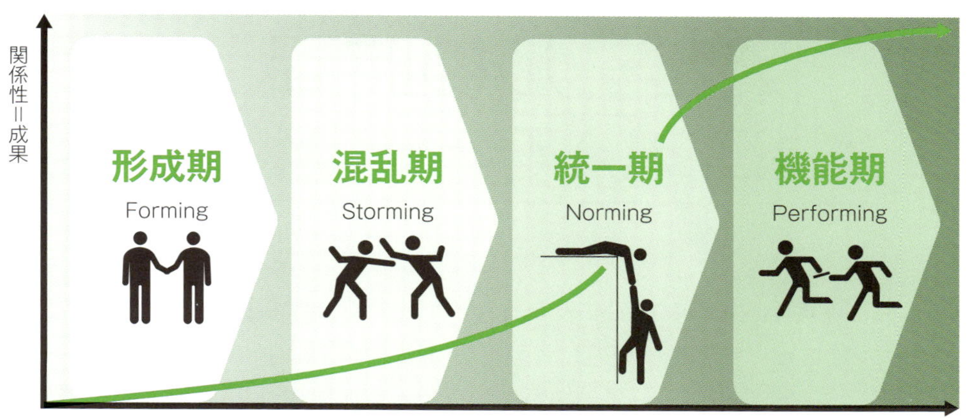

図26　タックマン・モデル
［堀公俊：ビジネス・フレームワーク．p.149，日本経済新聞社，2013．をもとに作成］

ぞれの考え方や感情がぶつかり合う時期です。この段階で十分議論せずに対立を先送りにすると，のちに議論が後戻りします[4)]。これを回避せず粘り強く話し合うことで，チームの結束力が高まっていきます。そして，混乱期を無事に乗り越えることによって「統一期」に入ります。「統一期」では，それぞれがチームの一員であることを自覚していき，チームとして機能するための役割や新たなルールができていきます。図26 に示すグラフのように，チームの関係性と取り組んだ成果が上向きに加速していく時期でもあります。そして，「機能期」へと到達すると，自律的な対話を通じ問題解決していくことでチームとして機能していき，活性化したチームとなってより高い成果を生み出していきます[1,2)]。

これらはチームの成長にすべて必要なプロセスであり，いずれかのステップを飛ばして前には進みません[1,2)]。チームによってステップを踏む時期やそれぞれのステップで起こることに差はありますが，タックマン・モデルを参考にすると，チームがいまどんな状況にあるのかがわかりやすいかもしれません。

引用文献
1）堀公俊，加藤彰，加留部貴行：チーム・ビルディング―人と人を「つなぐ」技法．p.24，日本経済新聞社，2007.
2）堀公俊：ビジネス・フレームワーク．p.148-149，日本経済新聞社，2013.
3）Michaelsen LK, Sweet M, Parmelee DX：Team based learning：small group learning's next step. p.10, Jossey-bass, 2009.
4）関島康雄：チームビルディングの技術―みんなを本気にさせるマネジメントの基本 18．p.69, 166，日本経団連出版，2008.

6 アピールの時間について

アピールの時間は，加点の可能性もあるため学生にとって挽回のチャンスでもあります。アピールはアピール用紙に記述してもらいます（図27）。持参した教科書，資料などを確認しながらの作業になるので，学習してきた内容を復習する機会にもなりますし，特

アピール用紙

RATについて異議を申し立てたいことをチームで提出することができます。

ルール

- 以下の基準のどちらか，あるいは両方を満たす場合に限りアピールすることができます。
  （1）教科書などに照らし合わせて，設問が事実として正しくない
  （2）設問の文言が紛らわしい
- 予習資料のほか，何を参照してもかまいません。ただし，他のチームと相談することは認めません。
- チームの主張を支持する出典（教科書など）を引用するか，紛らわしいと思った箇所を含む設問全体を正しく書き直してください。
- 主張が正しいと認められた場合は，アピールを提出したチームだけに得点を加算します。

チーム No.	設問番号	正しいと思う選択肢
9	14	A

【アピールの内容】

- 20XX年X月X日のレジュメ 妊娠期②のスライド39にあるように，妊娠による体重増加量が著しく多いと，妊娠高血圧症候群になりやすいと思います。
むしろ糖尿病は非妊時BMIが25以上のときにリスクが高まるとあり，今回の事例では不適ではないかと思います。

図27 アピール用紙とアピールの記入例

に間違えた問題を見直すことで学びが深まります。そして，アピール内容をまとめるには，問題を理解し，さらに具体的な修正についても深く考えることが必要とされますので，学生が問題を書き直すと教員の作った問題よりよいものができることもあります。
根拠が明確であったり，納得のいく指摘であれば，チームとしての得点に加算します。また，加算されるような指摘は，フィードバックとしてクラス全体で共有するとよいでしょう。指摘ができることも重要ですが，チーム全員がアピールする内容に合意し，チームメンバー１人ひとりが同じ内容を説明できることも大切なポイントです。

7 ピア評価の考え方

TBLを導入するならば，ピア評価は必須の構成要素です。ピア評価の目的は「個人とチームの学習に対する責任を負う」ということを「強化」することにあります。また，チームを醸成していくための努力を評価し合うこと，怠慢を指摘し合うことも期待しています。ピア評価は，スタートしたときからうまく機能するとは限りません。練習が必要なので，長期的な視点で取り組むとよいでしょう。

ピア評価の方法

ピア評価は目新しい方法ではありませんが，行ったことがなければ練習が必要です。練習がなければ，ピア評価がマイナスの効果としてチームの関係性に影響を与える可能性があるからです。まずは，ピア評価の目的，すなわち「どんな視点で何を評価するのか」を説明します。たとえば，「チームへの貢献度を評価すること」「改善のための伝え方の練習であること」「性格や人格を評価するものではないこと」といった内容です。次に練習を行いますが，これは成績に含まないことを前提に，科目が始まったころに行います。練習を行った後は，科目の中間期などに成績に含まれるピア評価を行います。

基本的にピア評価は成績の一部になります。科目の中間期に行うことによって，科目終了までの時間で指摘を受けたことを改善でき，よいと評価された点は向上させることができます。具体的なピア評価の方法は，自分以外のチームメンバー1人ひとりの評価によって行います。得点やコメントは匿名でそれぞれチームメンバーに返却されます。ピア評価を得点化する方法は数種類ありますが，ここではFinkの方法（図28）[1]を紹介します。これは定量的評価という点で評価が明確になりますが，チームメンバーの得点に差をつけることになるため学生の抵抗感があったり，あるいは全員の点数を同じような得点で配点したりするというリスクもあります。

その他に，Kolesの方法もあります（図29）[2]。この評価方法は，チームメンバーに評価

グループメンバーの貢献度に対する評価

学期末には，このクラスのメンバー全員が，グループとしての仕事をするために集まった各メンバーがどれだけ貢献したかを評価することが必要です。この貢献度は以下に示す事項に関するあなたの判断を反映したものとすべきです。

準備：教室に来たとき事前学習をすませてきていましたか。
貢献度：生産的にグループの討論や作業に貢献しましたか。
他者の意見に対する配慮：他のメンバーに意見を出すよう促しましたか。
柔軟性：意見の食い違いが起きたとき柔軟に対応しましたか。

グループのためになるように本当に貢献した人の評価は高くして，グループに十分貢献しなかったとあなたが考える人に対する評価は低くすることが大切です。貢献した人はグループ評価点を 100 %受け取れます：十分な貢献がなかった人はグループ点の一部しか受け取れません。あなたの評価は，それぞれのチームメンバーが受け取るグループ点の割合を決定するデータとして用いられます。

“自分以外”の，あなたのグループの各メンバーの貢献度を評価しなさい。また，評価は 100 点をメンバー全員に配分して行いなさい。各メンバーに対しコメントを添えてください。

グループ番号：＿＿＿＿＿＿　　　　評価点

1. 氏名：＿＿＿＿＿＿＿＿＿＿＿＿　　＿＿＿＿
   評価の理由：
2. 氏名：＿＿＿＿＿＿＿＿＿＿＿＿　　＿＿＿＿
   評価の理由：
3. 氏名：＿＿＿＿＿＿＿＿＿＿＿＿　　＿＿＿＿
   評価の理由：
4. 氏名：＿＿＿＿＿＿＿＿＿＿＿＿　　＿＿＿＿
   評価の理由：
5. 氏名：＿＿＿＿＿＿＿＿＿＿＿＿　　＿＿＿＿
   評価の理由：

合計 100 点

記入者名：＿＿＿＿＿＿＿＿＿＿

図28　Fink の方法

[Michaelsen LK, Parmelee DX, McMahon KK, Levine RE（編著）/瀬尾宏美（監修）：TBL —医療人を育てるチーム基盤型学習 成果を上げるグループ学習の活用法．p.92，シナジー，2009．より転載]

の差を求めないという点で，学生は評価しやすいかもしれませんが，メンバー全員が高得点になる可能性があり，評価の正当性には欠けるかもしれません。

もしも不適切な表現でのコメントがあった場合，ピア評価の目的を繰り返し伝えていく必要があります。また，学生にあらかじめ了解をとり，ランダムにコメントを抽出して全員で確認し，コメントの内容や表現方法がピア評価として適切かどうかをディスカッションするのもよいでしょう。

チーム基盤型学習
ピア評価

チーム名：＿＿＿＿＿＿　評価対象のチームメートの氏名：＿＿＿＿＿＿＿＿＿＿＿＿＿＿
評価の時期：

1：定量的評価（12 の視点それぞれについて空欄 1 つにチェックしなさい）

協力的な学習技能	まったくない	時々ある	頻繁にある	いつもある
時間通りに着席し，課題終了までチームメンバーと一緒にいる				
積極的に耳を傾けることと発言することのバランスを取っている				
有用な，あるいは突っ込んだ質問をする				
情報や自分の理解していることを共有する				
重要な情報との関連性に気づく				

主体的学習	まったくない	時々ある	頻繁にある	いつもある
チーム課題に対する準備をきちんとしている				
適切な深さまで知識を掘り下げる				
知識の範囲を自覚している				
理解している範囲に自信をもっている				

対人関係構築能力	まったくない	時々ある	頻繁にある	いつもある
教育的なフィードバックを与える				
教育的なフィードバックを受け入れる				
他の人に気を配る				

2：定性的評価（各項につき最低でも 1 文は書くこと）

(1)このチームメンバーがあなたのチームに行った最も価値のある貢献を 1 つ述べよ。

(2)このチームメンバーがあなたのチームをより効果的にサポートするためにできたと推測される，最も重要な事柄を 1 つ述べよ。

図29　Koles の方法
[Michaelsen LK, Parmelee DX, McMahon KK, Levine RE（編著）/瀬尾宏美（監修）：TBL―医療人を育てるチーム基盤型学習 成果を上げるグループ学習の活用法．p.93，シナジー，2009．より転載]

ピア評価において，不適切な説明と不十分な練習はチーム活動にデメリットを生み出すこともありますが，それ以上に「責任性」を学ぶという点で学生にとってのメリットは非常に大きいです。いろいろな方法がありますので，行う時期，回数，方法を変更しながら，効果的な方法を探していきましょう。

引用文献
1) Michaelsen LK, Parmelee DX, McMahon KK, Levine RE（編著）/瀬尾宏美（監修）：TBL―医療人を育てるチーム基盤型学習 成果を上げるグループ学習の活用法．p.92，シナジー，2009.
2) 前掲書 1)，p.93.

8 ファシリテーターの準備とファシリテーション

体験型 TBL を行う

TBL のファシリテーションを初めて行う場合は，TBL の予演を行ってから本番の TBL を行うことが望ましいです。しかし，予演のためにデモ学生に入ってもらった TBL セッションの環境をつくるのは難しいので，科目を受講する学生に「TBL 体験セッション」を提供するときには，ファシリテーターも同じように TBL を体験し，いわば練習を行います。

TBL はタイムスケジュールにもとづいて流れを確認していくことも非常に大切なので，授業計画のような教員側のスケジュール表を作成し，それに沿って進めるとよいでしょう（表3）。

多くの科目で TBL を導入する場合は，学内で FD（faculty development）の研修会を開催し，それぞれの教員が学生となったり，ファシリテーターになったりして，TBL 体験セッ

表3　授業のタイムスケジュール（例）

時間	配分	内容	目的	留意点	資料
10:10-10:15	5 分	本日の学習目標と進み方の説明	学習目標の確認 本日の授業の進み方を理解できる	チームの座席の指示	TBL ガイド
10:15-10:25	10 分	iRAT （10 問）	妊娠期に入院が必要となる病態・病状を理解し，女性と家庭のアセスメントと看護の視点に応用することができる	インターネットタイマーの確認	iRAT 問題/解答用紙（学生数分）
10:25-10:40	15 分	tRAT		各チームの得点を算出させ，前方の用紙にチームごとに記載してもらう。高得点チームの写真撮影を行う （担当：〇〇）	スクラッチカード（チーム数）

科目に沿った具体的なスケジュールは p.86 参照

ションを行うと，より理解が深まります。

さらに，学生から許可を得てビデオ撮影をします。そうすることで，映像を確認しながら自分のファシリテーションを見直すことができます。その日のTBLセッションが終わったら，科目担当者で振り返りを行います。タイムマネジメント，ファシリテーションの方法，フィードバックの内容などについて，TBLに参加した他の教員から意見をもらったり，反省点を共有したりすることは**非常に重要な作業**です。

ファシリテーターの役割

ファシリテーターの役割とは，たとえば会議においては「チームのプロセスを管理すること」にありますが，「チームが議論している内容には中立の立場を保つこと」も，その役割の１つです。さらに，チーム活動に存在する２つの要素「**プロセス**：チームの協働の方法や意思決定の方法など」と「**内容**：チームが直面する課題や決断を迫られるさまざまなことがらなど」に対し，チームのエネルギーが**内容**に向けられるように，**プロセス**を誘導，管理することがファシリテーターの役割ともいわれています[1)]。そして，ディスカッションを単に進行させていくのではなく，ディスカッションのプロセスを舵取りしながら，納得度の高い成果を引き出していきます[2)]。会議と同様にTBLのセッションにおいても，ファシリテーションの原則は同じであるといえるでしょう。

TBLにおけるファシリテーターは，学生の学習を促進するためのディスカッションがスムースに進行するように，学生の考えを言語化したり，表現することを支援したり，あるいは意見を引き出したり，ということを行います。つまり，思考のプロセスを具体化させるように，学生から言葉を引き出していくのです。その際，誘導的にならないよう注意しながら，効果的なチーム機能を促すための問いかけを行う必要があります。

TBLは，教員主導で進行する学習方法であると前述しました(p.6)。つまり，ディスカッションが教員の思惑とは異なる方向に進んでしまった場合には，科目の目的に沿ってファシリテーターがそのディスカッションの軌道修正をしてよいのです。また，明らかに間違っている意見に対して，「間違っている」ということを告げて，そのトピックのディスカッションを終わらせることも可能です。しかし，強制的な方向づけにならないように心掛ける必要はあります。TBLでは，ディスカッションの際にどんな内容を話し，何をフィードバックするのか，教材作成の時点で決めているため，それに沿ってファシリテーションをすればよいだけなのです。ディスカッションが進んでいく中でいろいろな意見がでても戸惑わないように，ディスカッションの方向についてのメモなどを手元に置いておくとよいでしょう。

TBL におけるファシリテーション

しかし，手元にメモがあったとしても，なんだか難しい役割を取らなくてはいけない…と感じているのではないでしょうか？　そんな不安を解消するために，ここでは具体的にどのようにファシリテーションを行うかについて説明します。以下に説明している方法はファシリテーターの基本的な姿勢ともいえます。多くの場面は，これらの方法で乗り切ることができます。これらの方法を基本とし，みなさん流のファシリテーションの方法を見つけていってください。

■ファシリテーターの基本的な姿勢

- **一番多い解答から問う**
- **マイノリティの解答の数を確認し，発表の順番をコントロールする**
- **間違った解答のディスカッションには時間をかけない**
- **発表に対する評価をしない**
- **答えを与えない**

《一番多い解答から問う》

これは意見を言いやすくディスカッションの雰囲気づくりにもなるため，圧倒的に多い選択肢から解答してもらうということです。もしも，全チームが同じ解答になってしまったときにはディスカッションが深まらないことが多いので，以下のような質問が効果的です。

「2 番目に選択した解答はどれですか」
「ほかの選択肢を選ばなかった理由を教えてください」

《マイノリティの解答の数を確認し，発表の順番をコントロールする》

1チームだけ答えが異なるとき，他のチームすべてが同じ解答なので，他のチームに圧倒され，そのチームは答えに自信がなくなっています。「さらし者」のような気持ちになったり，自分たちは間違っているのだろうと自信をなくしたりし，そもそも発表しにくい状況にあります。そのため，ファシリテーターが話しやすい雰囲気をつくったうえで，初めに発表してもらうことが大切です。また，他のチームの答えを聞いて解答を変えてもよいことを説明し，その場合は，どのような結論になって答えを変更したのかを発表してもらいます。発表の際には，発表者個人の考えという印象にならないよう，ファシリテーターは，あくまでも「チームの意見」として話してもらうことを強調し，発言しやすい場づくりをします。

「チームの意見を教えてください」
「チームの中でどのような議論になったのかを教えてください」

《間違った解答のディスカッションに時間をかけない》

これは，学生の理解の混乱を招くという意味で時間をかけないというのが最大の理由です。間違っている解答を選択した場合，そのチームに発表はしてもらいますが，長い時間は費やさないようにします。

「そのような考えもありますね。では，ほかの選択肢についてはどうでしょうか」

《発表に対する評価をしない》

発表の内容が長くポイントが見えにくい場合に要約をすることはありますが，ファシリテーターは**基本的には学生の発表に言葉を加えません**。また，ディスカッションが阻害されてしまうという理由から，コメントや評価を伝えることもありません。たとえば，発表に対し「それはよいポイントを押さえていますね」や「すばらしい視点ですね」などと伝えることは，発表を評価していることになります。そうすると，学生はよい発言をしなくてはいけないと感じて発表しにくくなるため，ディスカッションに活気がなくなってしまうことがあります。

《答えを与えない》

ファシリテーターの役割はディスカッションを促進させることであり，答えを与えることではありません。基本的に，答えは学生から引き出します。もし，発表の際に学生から**質問がでたら，そのままクラス全体にその質問を問いかける**とよいでしょう。

「いま○○と質問がありましたが，他のチームはこれについてどのように考えますか？」

ファシリテーションとフィードバックとは切り分けて考える

ファシリテーションがうまくいかない，つまり，ディスカッションが盛り上がらない，と感じるときがあります。それにはさまざまな要因がありますが，単にディスカッションの進行役をした場合は，そのようになってしまうことがあります。そうなると，静まりかえった雰囲気に耐えられなくなり，十分なディスカッションを引き出す前に，伝えたいことや適切な知識を伝達して講義のようなことを行い，多くの場合，ファシリテーターが一方的に話している，という状況になってしまいます。とくに初めのうちはこの状況に陥りやすいかもしれません。

解決策としては，ファシリテーションとフィードバックは分けて考える，ということです。まずは，ファシリテーターには**学生から答えを引き出す**，という役割があることを忘れずに。あなたが答えを与えるのではありません。学生が十分ディスカッションしたその後に，**総括としてのフィードバック**を行います。そのステップを頭に入れておけば大丈夫です。

引用文献

1) フラン・リース（原著）/黒田由貴子，P・Yインターナショナル（訳）：ファシリテーター型リーダーの時代．p.33-36，プレジデント社，2002.
2) 堀公俊：ファシリテーション入門．p.21-22，日本経済新聞出版社．2004.

Coffee Break

ファシリテーターの練習ってどうするの？

ファシリテーターの役割をみると，すぐにはできない……と思ってしまいますよね。これまで講義形式で授業を進めていたなら，なおさらそれを感じると思います。ファシリテーターとしての能力を上げるための方法はないのか，どんな練習をすればいいのか，という疑問がよぎると思います。また，実際，そのような質問が私たちにも多く寄せられます。

残念ながら，そのために特化した練習方法はありません。しかし，あえて言うのであれば，臨地実習で行うカンファレンスが似ているでしょうか。実習でのカンファレンスは学生主導で行うことが多いですが，体験をうまく表現できない学生には，教員が問いかけをしたり，学生に質問されたことを「では，それをあなたは（みんなは）どう考えたの？」と切り返すことが多々あるのではないでしょうか？ 看護教員はさまざまな場面，学習方法の中で，ファシリテーターとなっていることが多いのです。いつものノウハウを生かせばいいのです。

また，ファシリテーターとしての能力をのばすには，TBL でのファシリテーションを重ねていくことが一番です。はじめは難しさがあったとしても，学生が活発に発言をする様子をみると，学生とのインタラクションがだんだん楽しくなります。それが TBL の醍醐味です。

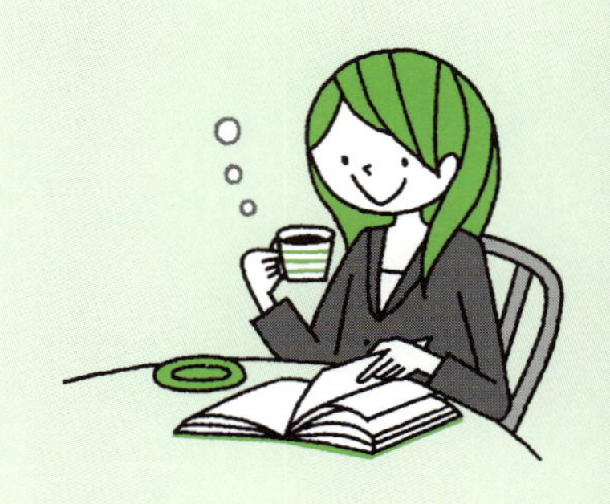

9 TBLを開始するときの大切なポイント

学生にとって，TBLはこれまでとは異なる新しい学習方法です。新しい科目を新しい学習方法で学ぶ，というのは非常に負担があるように聞こえます。新しい学習方法のルールを覚えたり慣れたりしていくことの困難感や不満な気持ちを持たないようにするため，教員が時間をかけなくてはいけない大切なことがあります。それは，TBLガイダンスです。

TBLという学習方法の理解を得るために「TBLとはどんな学習方法か」「なぜこの方法で科目を学ぶのか」「評価方法はどうなるのか」などをくわしく説明し，さらに「学生にとっての利益」についても伝えることが大切です。つまり，学生の合意を得て科目（コース）をスタートさせることが必須なのです。それは，学習意欲に大きく影響するからです。TBLガイダンスでより理解を深めるために，p.46で紹介した「TBLガイド」が非常に役立ちます。

TBLガイダンス

TBLガイダンスは科目（コース）の始めに行います。科目構成に余裕があれば，1回目の授業をガイダンスの時間にするのが理想的です。TBLの目的と科目目標を結びつけて，丁寧に説明します。また，特にくわしい説明が必要なのは，ピア評価（p.56）や評価方法（p.66）についてです。従来の成績評価と異なるため，なぜ行うのか，どのように行うのか，なども説明します。

みなさんが明日からTBLガイダンスを行えるように，実際に使用している説明内容を映像で配信しています。ぜひご活用いただければと思います。

TBLガイダンス ……URL：http://www.igaku-shoin.co.jp/prd/02426/

評価について

当然のことながら，学生は評価方法をとても気にします。たとえシラバスに記載されていても，くわしい説明が必要です。TBL を行っていれば定期試験は必要ないという考えもありますが，科目の総括として試験を行ってもよいのです。その場合は，評価の何 % が定期試験なのかを明確に伝えます。図30 は評価の割合の一例です。本学では，TBL での取り組みを 60%，定期試験を 40% にしています。この割合にする理由として「科目の学習方法が TBL なので，その取り組みの配点が高い」と説明しています。

TBL の取り組みの中の配点については学生の同意を取ります。学生に配点の割合を自由に決めてもらうと個人得点の割合が大きくなることもあるので，ある程度の割合を提示したうえで，学生に決めてもらいます。TBL はチームで取り組む学習方法ですので，チーム得点の割合を大きくするのが通常です。具体的な割合としては，個人得点を 30～40%（全体の 18～24 %，それに対しチーム得点は 36～42 %）にすることが多いようですが，個人得点は最低でも 30% にすることが望ましいといわれています 。そのことを踏まえて学生に説明し，同意を取ります。

イメージがつきやすいように，実際の評価の計算例を見てみましょう（図31）。RAT や応用演習問題は科目の中で何回も行うため，科目終了時のそれぞれの合計得点は 150 点や 200 点などのように 100 点を超えるかもしれません。そのため，どのように設定するかはその科目の展開によります。どんな数字になったとしても，図31（左）の計算式に当てはめれば，各学生の得点は容易に算出されます。

たとえばAさんの場合，個人得点が 74 点，チーム得点が 362 点，定期テストの得点が 66 点だったとします。それぞれの得点は図31（右）のように計算され，A さんの科目の得点は 76 点となります。ちなみにすべて満点をとれば（難しいですが不可能ではありません），分子に当たる学生の獲得得点は分母と同じになるため計算上 1 となり，上記の場合，18＋42＋40 で，合計の得点は 100 点となります。

このように RAT は直接成績評価に関連するため，本学では定期試験と同じ扱いとしています。そのため「不正行為の禁止」については，毎回の授業で繰り返し伝えています。特に携帯電話やスマートフォンなどの電子機器を使用した場合，それ以降のコースへの参

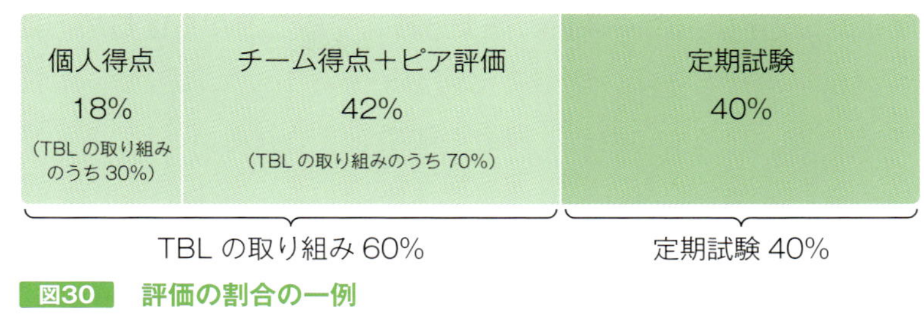

図30 評価の割合の一例

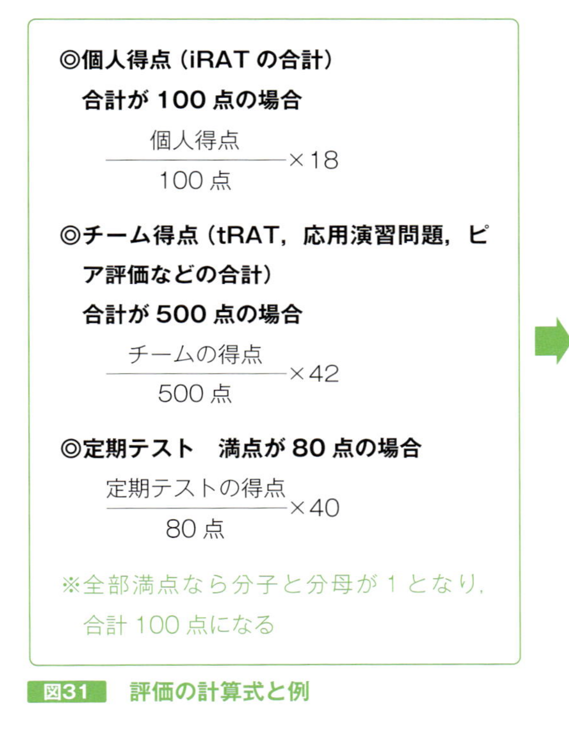

◎個人得点が 74 点の場合
合計が 100 点の場合
74 点 / 100 点 ×18＝13 点
（小数点第 1 位は切り下げとする場合）
◎チーム得点が 362 点の場合
合計が 500 点の場合
362 点 / 500 点 ×42＝30 点
（小数点第 1 位は切り下げとする場合）
◎定期テストが 66 点の場合
66 点 / 80 点 ×40＝33 点
A さんの得点：24+30+33=76 点

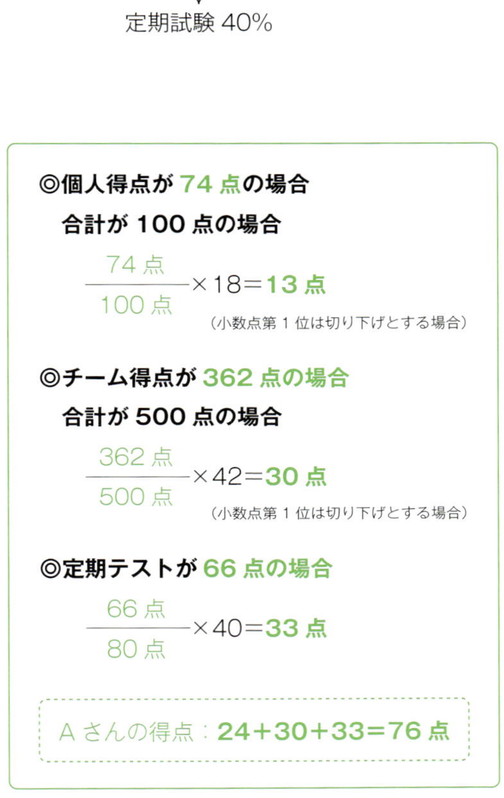

図31 評価の計算式と例

加ができなくなることを強調しています。

TBL を魅力的に実施するための KEYPOINT

これまで説明した内容を簡潔にした「TBL を魅力的に実施するための 8 つの KEYPOINT」をまとめました。ぜひ参考にしてください。

❶ “逆向きデザイン” を用い，コース設計を十分吟味することからはじめること

まず「このユニットが終わる頃，学習者に何ができるようになっていてほしいのか？」をじっくり考えること。そして，コース設計の順番を守ること。

❷ ディスカッションを促進するような応用演習問題を作成すること

応用演習問題の鍵は，4 つの S（重要な問題 Significant problem, 同じ問題 Same problem, 根拠にもとづいた選択 Specific choice，一斉の発表 Simultaneous report）である。

❸ RAP の重要性を学生に十分理解させること

RAT の問題は応用演習問題に取り組む準備であることを理解させるとともに，学生の理解のズレがあった問題や正答率が低かった問題には補足説明などをし，RAP のまとめを行う。

❹ 課題が明確な予習資料を用いること

学生に何を習得して欲しいのか明確に示すとともに，分量を考慮すること。また，応用演習問題に関連する内容であることが必須である。

❺ アピールの時間を提供し，さらなる理解を促進すること

アピールの時間は，挽回のチャンスであるとともに，間違えた問題を集中して復習する機会になる。また，アピールをまとめるには，文脈の理解と具体的な考えの両方について深く考える機会になる。

❻ ピア評価によって責任性を高めること

互いに建設的なフィードバックをしたり，チームメンバーからの建設的なフィードバックをありがたく受け止めたりできるように，ピア評価の目的を十分に伝え，練習をしたうえで実施する。チームメンバーへのフィードバックは，チームをよい方向に導くために必要なことであるという理解を促す。

❼ チーム編成は丁寧に行うこと

チーム編成のプロセスの透明性を確保し，さまざまな背景を持った学生が均一に割り振

られるような方法を用いる。

❽ TBL を使用する理由を詳細に説明すること

TBL という学習方法で学ぶことで，科目目標がどのように達成できるのかを説明する。

［Levine R，Hudes P：How To Guide for Team-Based Learning. Publication of the International Association of Medical Science Educators，IAMSE Manual 1，2014．にもとづき J-MiNTS 作成］

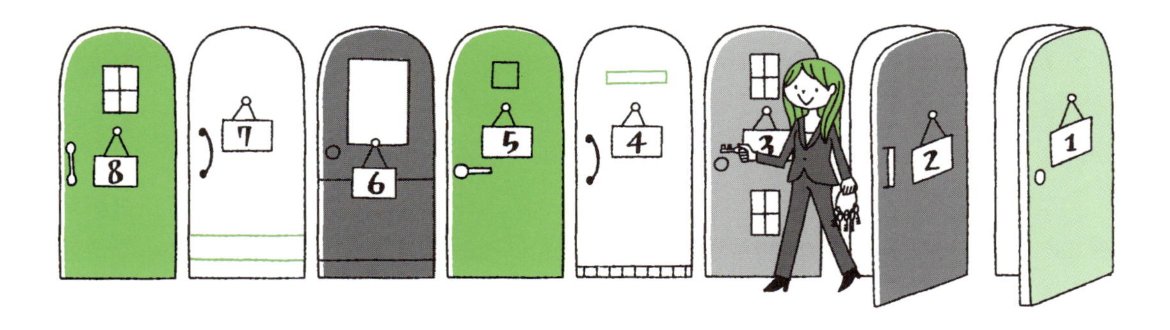

10 TBLの噂と事実 —Myths & Facts—

TBLを導入する利点は多くあり，医療系の教育に適していることは前述しました。しかし，どの教育方略にも議論をよぶポイントはあります。ここでは，信憑性がないのによくささやかれているTBLに関する噂に焦点をあてて説明します。これはTBLを適切に理解していないと陥るピットフォール（落とし穴）というべき点でもあります。ここでは，その噂とそれに対する事実をMyths & Factsの形式で説明していきます。

Myth 1 個人を評価できない

これはTBLに限らず，グループワークへの評価について議論になる点です。応用演習問題が中心となると，個人の評価はできないのではないかという思い込みがあるからでしょう。TBLは基本的にチーム活動を行うので，個人学習での努力の状況が見えにくい，というのは事実です。もちろん，個人の評価を重視している学習方法ではないので，それは当然のことではあります。

Fact 1 iRATとピア評価を個人点に反映できる

チーム活動が中心であっても個人を評価できるのがTBLです。その特徴は2つあります。1つはiRATの得点，もう1つはピア評価です。まず，基本的にはiRATの得点が直接，評価に反映されます。また，科目（コース）に期末試験がある場合は，iRATと期末試験の結果が個人点として成績に反映され，ピア評価によってチームへの貢献度が評価されます。常に一緒に学習活動をしているメンバーが評価するわけですから，教員が評価するよりもはるかに信頼性が高いといえます。ピア評価の点数化によってチームへの貢献度に差が生まれ，それが個人点に反映されます。ピア評価自体に議論がある場合もありますが，このような思い込みを払拭するのがピア評価であるともいえます。

また，これまでの学習方法では個人点だけで評価されてきているので，チーム得点が重視されることは学生にとって不満に感じる点かもしれません。しかし，チームでの学習活動を通じて，個人では解けないような問題をチームで解決することができたり，自分が考えもつかないことをチームメンバーが教えてくれたりと，チームでの学びの有用性を学んでいくはずです。

Myth 2 科目（コース）から学生が脱落してしまう

PBLのように小グループにチューターがいるわけではなく，1人の教員が大人数を対象として授業を行っていることも，1人ひとりの学生が見えにくいということにつながります。チームでディスカッションをしているときに各チームの状況を観察するため，教員は教室内をウロウロ動きまわったりします。そのときに，ディスカッション中の発言や参加度をみることで個々の状況をある程度は把握できますが，授業への参加度の把握には限界があるのは事実です。

Fact 2 即座のフィードバックとチームへの責任性から脱落しない努力をする

TBLの特徴である即座のフィードバックにより，RATは正答をすぐに確認でき，疑問点や解答が困難と思われる点は教員から補足説明があるため，学びの環境としては整っています。そのため，学んでいる内容がわからなくて脱落していく，ということはないでしょう。また，チームの結束力が高まっていくので，チームへの責任性から自己学習を行ってこなければならない状況に置かれます。そのため，チームへ貢献するために自己学習を行う習慣が身につきます。また，教員の介入がなくともチームメンバー同士でのサポートが生まれてくるため，学習が困難なメンバーがいたとしても，チームでカバーすることによってその科目（コース）から脱落しない努力をします。

Myth 3 学生は予習してこない

これはまさにTBLのピットフォール（落とし穴）というべき点でしょう。優秀な学生や意欲のある学生は予習をしてきますが，そうでない学生はしてこないと思う，といった思い込みも多いです。

Fact 3 予習をしてこなくても成り立つTBL風の学習活動だった

もしも，TBLで科目を運営したときに実際にこのようなことが起こってしまったら，それはTBLという学習方法ではなく，ユニット設計，または「仕掛け」がうまくつくられていなかったというべきでしょう。つまり，学生が予習をしなくても成り立つようなTBLになっていたということです。ユニット設計を見直し，RATや応用演習問題を修正する必要があります。また，予習資料も学習を促すような内容である必要があります。何を学習してくるのかをある程度明確にしないと，学生は取り組みませんし，それがRATと関連があることが必須です。

また，科目（コース）開始前の「予習してこないのではないか」という心配に対しての答えは，「大丈夫，学生は自己学習をします」とお答えできます。学生が自己学習してくるような仕組みになっているのがTBLであり，その仕組みの1つとして評価があります。RATや応用演習問題に個人やチームで取り組んだすべての結果が成績評価にかかわるため，言い換えれば「予習をしなくてはならない状況」なので，予習に取り組んできます。

Myth 4 学生はいつもRATを欲しがる

自己学習を深めるために問題が欲しいと学習意欲を見せる学生に対し，問題を配布しないことで学習効果が下がるのではないか，と心配する方がいるようです。

Fact 4 教材は教員の財産であることを説明すると納得する

そもそもRATは自己学習を深めるためのツールではなく，自己学習を確認するものです。また，RATは成績評価の一部であるため，定期試験と同等の扱いをしています。その理由もあり，RATは渡していません。また，これまで読み進んでいただき，TBLの教材はかなり計算されたものであることがご理解いただけたと思います。つまり教員の財産ともいうべき，汗と涙の結晶です。学生に「コピーはしません」という内容の誓約書にサインしてもらっている人もいるぐらい教材は価値のあるものなのです。RATや応用演習問題を学生に渡していないのはこれらの理由があるからです。

Myth 5 ピア評価は学生には受け入れられない

ピア評価は日本の文化にあっていないため学生には受け入れられない，または，学生同士の関係性を壊してしまうのではないか，という心配をよく耳にします。そして，最終的にピア評価をしないでTBLを導入する，という選択をする場合もあるようです。

Fact 5 適切な説明と十分なトレーニングにより，ピア評価の必要性を理解していく

ピア評価の必要性についてはさまざまな意見がありますが，TBLという学習方法においてピア評価は不可欠な構成要素であるといえます。そのため，ピア評価の目的や効果，その方法について十分な説明が必要です（p.56）。ピア評価を行ったことがない学生がほとんどですので，「できない」のは当然のことです。つまり，説明と練習は必須です。

ピア評価の効果は第5章でも紹介していますが，ピア評価によって，チームが効果的に

機能するためにはどのようにしたらよいのか，という視点で他者に考えを伝える練習になります。また，他人が自分をどのように見ているのかということを知る機会にもなります。そのフィードバックを利用して自分の能力を向上させることができ，さらにチームの成長を促す貴重な機会になります。ピア評価を重ねることで，学生はその必要性を理解していき，ピア評価の効果を実感していきますし，実際に学習活動の質も向上していきます。

Myth 6 科目で教えたいことがすべて網羅できない

応用演習問題が中心だと，伝えなくてはいけないすべてのことが伝えきれないのではないか，という疑問もよく聞かれます。国家試験があるので，その点を心配されるのでしょう。

Fact 6 どの学習方法でもすべてのことを教えるのは不可能である

そもそも TBL は「すべてを教える」学習方法ではありません。最終的に「何ができるようになっているのか」を目標に設計している学習方法です。また基礎知識の習得だけを目的にしている学習方法でもありません。つまり，「教えたいことがすべて網羅できますか」という質問には「できない」というのが答えです。

では，同じ質問をします。これまでの講義形式ならば「科目で教えたいことがすべて網羅できますか？」。答えは明白なはずです。系統的に伝えることはできますが，すべてはカバーできないでしょう。これまでの方法では限界があったために，アクティブ・ラーニングという考え方を使って知識と実践を統合させる学習方法を模索してきたと思います。TBL とはどんな学習方法かを見直していただければ，きっと TBL で授業を行う勇気がわきます。

Myth 7 教員の準備が大変そう

TBL は綿密な準備が必要な学習方法です。そのために準備にはかなりの時間を要します。課題には「仕掛け」が重要です。まず，ユニットの到達目標に合わせてディスカッションが促進されるような応用演習問題を作成します。これは臨床現場に即した課題で，判断に迷う場面などが適しています。そして，その応用演習問題を解くために必要な知識を確認するための多肢選択問題を作成します。そして，その多肢選択問題に関連した予習資料を作成するという非常に骨の折れる準備とそれに費やす膨大な時間が必要です。

Fact 7 大変さ以上に楽しさがある

一旦コースが始まれば，その綿密で入念な準備が生かされていることが実感できるはずです。学生の反応がどんどん能動的に変化していく様子や，授業の中で学生との交流が活発になると，教員自身も TBL が楽しくなっていきます。

ただし，導入したときは毎回が試行錯誤の繰り返しなので，本当の意味で「楽しい」と感じるのは，最初の科目（コース）が終わった翌年からです。しかし，TBL に限らず，授業準備はいつも大変なものですよね。

03

TBLの実際

Index

1 科目構成

この章では，聖路加国際大学（以下，本学）において，科目に TBL をどのように取り入れて実施しているのか，「周産期看護学」を例に，教材作成の準備過程，そして TBL を用いた実際の科目構成を紹介します。

TBL を取り入れるまでの準備過程

本学では，第 3 学年前期で開講される周産期看護学（実践方法）の科目に主に TBL を取り入れていますが，その前の第 2 学年において周産期看護学（基礎）を履修し，その積み上げ科目として周産期看護学（実践方法）を開講しています。そのため周産期看護学（基礎）の開始前までの期間を TBL の準備期間としました。

TBL 導入の準備過程は図32 の通りです。ここに示されているように，TBL を導入する前には 1 年以上の準備期間がありました。この期間に，教員は TBL に関する書籍を読み，TBL の研修会に参加し，TBL のエキスパートとのコンサルテーションを通して TBL に対する理解を深めました。また，次年度に向けてシラバスを作成する必要があったため，科目目標や学習目標，TBL の具体的な運営方法について担当者間で検討を重ねました。

TBL を用いて授業を進めるためには，シラバスに関連した授業構成を検討することはもちろん，それ以外にも TBL をスムースに行うためのさまざまな資料や小道具（TBL ガイド，TBL 事例集，チームごとの BOX，資料を入れるファイルなど）の準備をする必要があります。そのため，授業の具体的な運営方法を検討する際に，これらの準備を同時進行で行いました。

実際に TBL を始めてからも，毎回の TBL の後に担当者間で振り返りを行い，次回の TBL にその内容を反映させたり，次年度での変更点として課題を出し合ったりしました。このように，TBL は組み立て，実施，振り返り，そして再度組み立て，実施，振り返り，と，一連のプロセスが繰り返されているのです。

	4月	5月	6月	7月	8月	9月	10月	11月	12月	1月	2月	3月
2011年度	TBL 研修会				FD/SD 研修会	TBL 研修会				シラバス作成		
2012年度	科目目標作成	TBLガイド作成 RAT 作成	TBL事例集作成 応用演習問題作成	物品準備	定期試験作成		周産期看護学（基礎）開始 周産期看護学（基礎）			シラバス作成		
		周産期看護学（基礎）の講義準備								周産期看護学（実践方法）の TBL 準備		
2013年度	周産期看護学（実践方法）開始 周産期看護学（実践方法）		定期試験（実践方法）作成		（基礎）の内容見直し		周産期看護学（基礎）開始 周産期看護学（基礎）			シラバス作成：前年度から修正		
	周産期看護学（実践方法）の TBL を実施しつつ，毎回の準備									周産期看護学（実践方法）の TBL 内容見直し		
2014年度	周産期看護学（実践方法）開始 周産期看護学（実践方法）				TBL ガイド，TBL 事例集の見直しと修正		周産期看護学（基礎）開始 周産期看護学（基礎）					

図32 TBL 導入の過程

Coffee Break

TBL を導入したきっかけは？？

本学では，TBL を取り入れる前は 3 年次に「家族発達看護論 I（3 単位）」という名称で Problem-Based Learning（PBL：問題基盤型学習）を用いて授業を行っていました。この科目では周産期看護学の基礎的な内容と実践的な内容を同時に学ぶ構成になっていました。PBL は少人数グループで学習を進める方法であるため，学生の主体性が伸ばされ，問題解決能力やミーティング運営能力も培われました。また，学生の学びに対する満足度も高いものでした。

一方で，PBL を実施するには相当数のチューターの確保とトレーニングが必要であり，人的リソースの確保という面で継続が困難となりました。そのため，新カリキュラムへの転換を契機に，2 年次の「周産期看護学（基礎）（1 単位）」と 3 年次の「周産期看護学（実践方法）（2 単位）」の科目の教育方法として TBL を導入することとなりました。

TBL を導入した大きなきっかけは人的なリソースの問題を解決するためではありましたが，それ以上に座学から実習への移行をスムーズにするという教育効果の向上を期待していました。

みなさんは実習場で学生がとまどっている印象は受けませんか？　紙面上ではよくできていても，実際に対象者の前に行くと言葉が出ない，手が出ない，足が向かない，という場面を目にしてはいませんか？　このように，今までの学習方法では，対象者の状況をイメージすることが難しく，そのため学習内容を実際の場面に応用することが困難になっていたのです。そこで私たちが取り入れたのが TBL という手法でした。

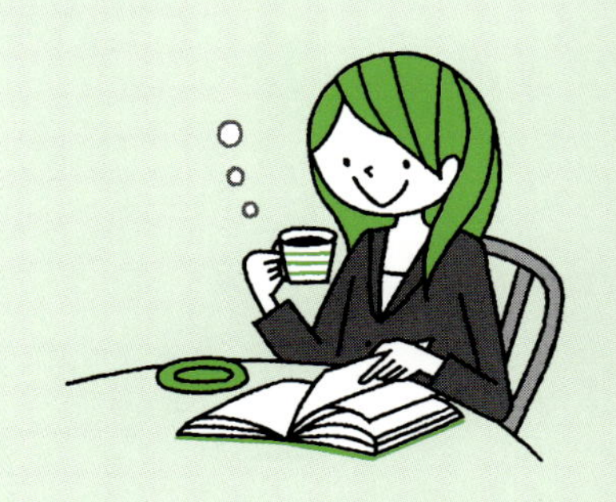

科目目標	家族が子どもの誕生をめぐって変化し，新たな関係に移行している周産期に焦点をあてる。妊娠・分娩・産褥期の身体的変化とその健康状態に影響を及ぼす要因，心理・社会的な特徴，胎児・新生児の成長・発達や胎外生活への適応過程とその健康状態に影響を及ぼす要因について理解する。
科目構成	第１回　科目ガイダンス「周産期看護学について」 第２回　妊娠期①「正常な妊娠経過と胎児の成長」 第３回　妊娠期②「妊娠期の身体的・心理的変化とニーズ」 第４回　分娩期「分娩経過，分娩が母体・胎児に及ぼす影響」 第５回　産褥期「正常な産褥経過：身体的・心理社会的変化」 第６回　新生児期および TBL ガイダンス 「新生児の胎外生活への適応過程と生理的変化」および「TBL を取り入れた目的と TBL の進め方，個人の事前準備の確認」 第７回　TBL 演習「TBL で周産期看護学を学ぶ」 第８回　定期試験

図33　**周産期看護学（基礎）の科目目標と構成**

科目目標の設定
：TBL を取り入れた目的の明確化

TBL を導入するにあたり，図33 のようにまず科目目標の検討をしました。

TBL では「何を知っていて欲しいのか」ではなく「何をできるようになって欲しいのか」という逆向き設計をするのが大きな特徴です（「逆向き設計」の考え方は p.37 参照，本学が TBL を取り入れた目的に関しては後述しています）。この目標に向かって TBL の内容を作成，実施していくので，科目目標は TBL の方向性を決める重要なポイントになります。そこで，担当教員で話し合った結果，本学では大きく次の 2 点を設定しました。

- 周産期にある対象者を理解するために，学んだ知識や技術を臨床で応用し活用することができる。
- チームで協力しながら課題を解決していく中で，チーム力を身につけることができる。

図34　TBL を取り入れた目的

- 臨床実習へスムースに移行できる
- チーム力を身につけることができる

周産期看護学の科目の構成

まず，本学における周産期看護学（基礎）および周産期看護学（実践方法）の科目の構成を説明します。

《周産期看護学（基礎）の内容》

周産期看護学（基礎）は1単位の科目であり，第2学年の後期に開講されています。この科目では，周産期看護学の基礎となる知識を講義形式で教授しています。この科目の構成は図33の通りです。

[1] TBL を取り入れた目的の説明――TBL ガイドを用いて

第1回の科目ガイダンスおよび第6回のTBL ガイダンス（内容は p.65 参照）では，TBL を取り入れた目的を説明し，TBL の学習方法を理解しその方法に慣れるよう繰り返しの説明をしています。その際には，学生がTBL を進めていく中で迷ったときに立ち戻れるよう「TBL ガイド」(巻末 p.135) を配布し，説明を行っています。TBL を科目に取り入れた目的は図34の通りです。

図34で示したTBL の目的は，科目を開講する前に担当教員で話し合って設定したものです。その経緯としては，多くの学生が感じる座学と実習のギャップを埋めたい，という考えと，将来臨床で働くときに，チーム医療に貢献できるような人材になって欲しい，という考えがありました。学生にも，そのためにTBL の学習方法を取り入れていると説明

しました。さらに，TBLは繰り返しのテストにより知識が定着し，応用演習問題によって臨床の状況がイメージしやすくなり，またそれは知識を応用することにもつながること，そしてチームで課題に取り組むことで専門職が持つべき複数のコンピテンシー（臨床判断や意思決定，コミュニケーション力，対人関係構築力，チームワーク力など）も能力として身につくことを期待している，と学生に説明しました。これらの内容は学生に配布しているTBLガイドにも含まれています。

[2] 臨床の状況をイメージする――TBL事例集を用いて

前述の「臨床の状況がイメージしやすいように」という目的で，TBL事例集（巻末p.145）を作成して，本格的にTBLを取り入れる前の周産期看護学（基礎）の講義からその事例を用いて講義を行いました。事例集はTBLでは必ずしも必要ではありませんが，本学では実習への移行をスムーズにするために，実際に実習で受け持つことになる対象者のイメージを学生がつかみやすくするために作成をしました。

● TBL事例集の工夫

事例集には，母親のリリコさん，夫のケンタさん，子どものコタロウくんが登場し，リリコさんが妊娠し，コタロウくんが誕生し，3人が家族になっていく過程が記述されています。また，母子健康手帳の内容やパルトグラムも事例集には含まれており，妊娠，分娩，産褥・新生児期の一連の流れがイメージできるようになっています。

妊娠期の事例のページには母子健康手帳の一部を挿入し，そこに妊婦健診の結果を記載し，妊婦の心理的変化のイメージもできるように記載しました。分娩期の事例のページには分娩経過がわかるように実習先から取り寄せたパルトグラムを挿入し，母子健康手帳の「出産の状態」のページは空欄のまま挿入しました。パルトグラムは周産期に特有なものであり，学生が実習で初めて見たときに戸惑うことが多いため，掲載することにしました。母子健康手帳の「出産の状態」は，学生が自分で分娩所要時間を計算して記入できるよう作成しました。

[3] TBLを体験する

周産期看護学（基礎）の最終回では，次年度の周産期看護学（実践方法）の準備として，TBLで周産期看護学を学ぶこととしました。ここではTBLの一連の流れが体験できるよ

周産期にある母体の生理的変化と胎児・新生児の成長・発達や胎外生活への適応過程に関する理解を踏まえ，母体および胎児・新生児のよりよい健康を保持・強化するためのアセスメントおよび必要な看護に焦点をあてる。さらに，周産期の家族成員がそれぞれの役割を遂行し，家族の持つ力を最大限に発揮できる看護を考える。また，ハイリスク妊娠，分娩期・産褥期の異常や，帝王切開での分娩など特別なニーズのある母子の看護を理解する。

図35　周産期看護学（実践方法）の科目目標

うに，妊娠期から新生児期までの各講義の後にRAT（Readiness Assurance Test）を受けるための予習資料を配布し，事前に準備をしてからTBL演習に臨むよう学生に促しました。また，チーム編成も事前に行いました。

TBL演習の当日は，個人テスト（individual Readiness Assurance Test：iRAT），チームテスト（team Readiness Assurance Test：tRAT），アピール，応用演習問題，フィードバック，というTBLの一連の流れを実施しました。この際のRATの得点は成績には反映されないということを学生には知らせました。しかしながら，学生は演習を通じて，事前に準備を怠る，つまり予習資料をもとに予習をしてTBLに臨まなかった場合，RATで高得点を取れないこと，そして応用演習問題のディスカッションに参加できないことに気づきます。つまり，このTBL体験には，次年度に向けて「TBLの流れを知る」という目的と，「事前準備の重要性を自覚してもらう」という2つの目的があります。

《周産期看護学（実践方法）の内容》

周産期看護学（実践方法）は2単位の科目であり，第3学年の前期に開講されています。この科目は周産期看護学（基礎）からの積み上げ科目で，基礎で学んだ知識を基盤に，それをアセスメントとケアに応用できるように学習を進める科目です。この科目目標は図35の通りです。この授業目標をもとに妊娠，分娩，産褥・新生児期の各期における学習目標を設定しました。

この科目は，TBL，講義，演習からなり，妊娠，分娩，産褥・新生児期それぞれの授業構成は図36のように設定しました。

妊娠，分娩，産褥・新生児期それぞれの学習目標をもとに，各期のTBLのステップを

妊娠期	**TBL**（5 回） **講義**（2 回） 「出産体験者の話」「文献検索と EBM（Evidence-Based Medicine）」ほか **演習**（1 回） 「妊娠期のフィジカルエグザミネーション」
分娩期	**TBL**（2 回） **講義**（1 回） 「胎児心拍モニターの読み方」 **演習**（2 回） 「産科病棟・LDR（Labor-Delivery-Recovery Room），新生児室の見学と胎盤の観察」ほか
産褥期・新生児期	**TBL**（5 回） **講義**（4 回） 「母乳育児」「子育て支援」 「ハイリスク妊娠，分娩・産褥期の異常と看護」ほか **演習**（8 回） 「産褥期・新生児期のフィジカルエグザミネーション」 「コミュニケーション演習（実習につながる退院指導案の作成）」ほか

図36　妊娠，分娩，産褥・新生児期それぞれの授業構成（2 単位，全 30 回）

少しずつ変化させました。次節「2) ステップの組み合わせ例」ではそのステップの組み合わせの例を，「3) TBL の実例紹介」では妊娠期の具体例を示していますので，そちらをご参照ください。

2 ステップの組み合わせ例

各 TBL ユニットの目標により，ステップの組み合わせは自由にできます。図37 にいくつか例を示します。

このように，ステップの組み合わせ方はさまざまあります。これらのステップをどのように用いたかの例を示します。

図37-a は，「事前学習」「iRAT」「tRAT」「アピール」「フィードバック」「応用演習問題」「フィードバック」のすべてのステップが含まれ，TBL の基本形ともいえる構成です。周産期看護学（基礎）の TBL 体験演習では，この形を用いました。

[a] ステップ 1⇒ステップ 2⇒ステップ 3

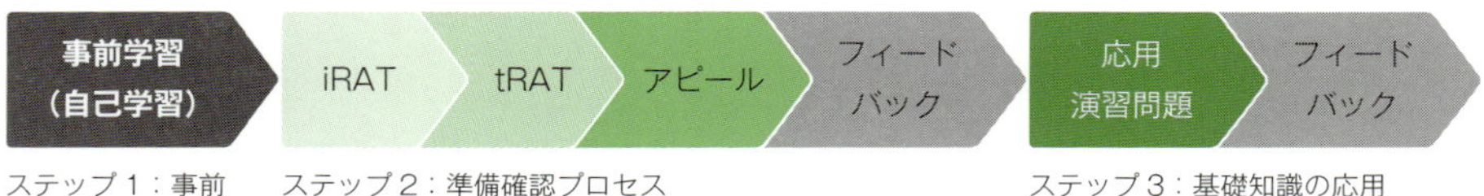

[b] ステップ 1⇒ステップ 2

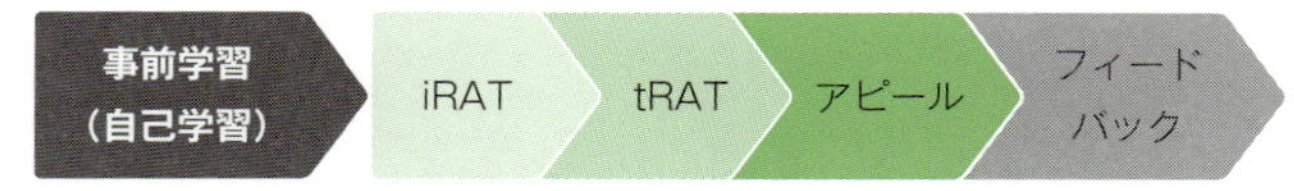

[c] ステップ 1⇒ステップ 3＋ステップ 3

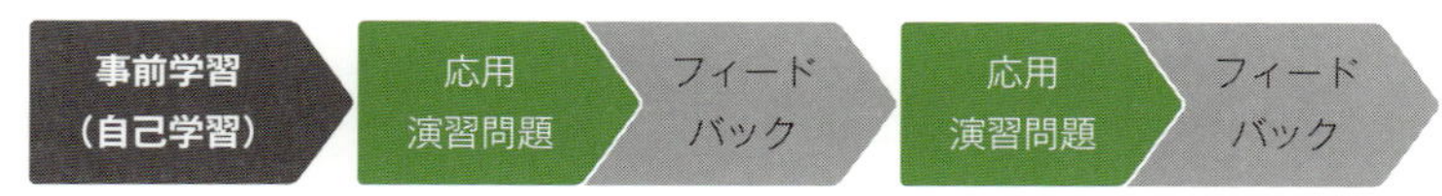

[d] ステップ 1⇒ステップ 2＋ステップ 2

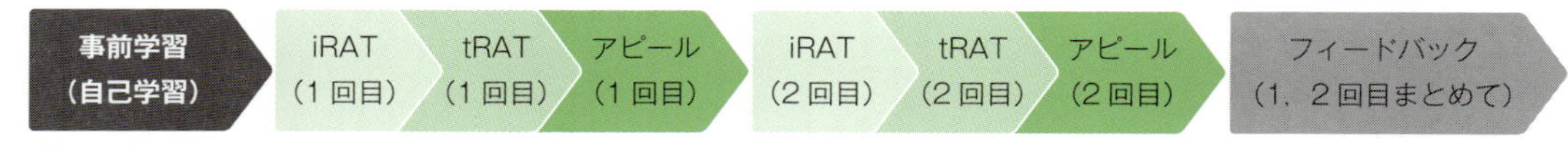

図37 ステップの組み合わせ例

Memo ここでは TBL のプロセスに含まれる各段階をステップと呼んでいます。

図37-b は，分娩期に用いた組み合わせです。分娩期は，分娩経過をアセスメントするためにさまざまな方法で情報収集をします。その内容は周産期に特有な内容を多く含んでおり，自己学習だけでは学生の理解が困難と考えられたため RAT のフィードバックとともにミニレクチャーを行いました。

図37-c は，「妊娠期のアセスメントとケア」のユニットで用いました。ここでは TBL シアターと称して教員が妊婦健診の場面を演じ，そこから妊婦の状況をアセスメントしてケアを考えるという回でした。図37-c のように知識を応用するステップが繰り返される場合には，次の授業で内容を補完して学生の知識の定着を確認するために，ミニレクチャーを行いました。

図37-d は，新生児期で用いた組み合わせです。ここでは新生児の成長・発達や胎外生活への適応過程，新生児の生理的変化を，RAT を 2 回繰り返すことで確認しました。しかし，このステップ 2 を繰り返すだけでは知識の確認のみになり応用にはなりません。そのため，次の回ではその知識を応用するためにステップ 3 を取り入れた TBL を実施しました。

前述のように，TBL は細かいタイムマネジメントが必要になります（p.59，87 参照）。そこで，当日の TBL をスムースに進行できるように授業の組み立て段階で図38 のように，それぞれのステップに費やす時間配分の予定を立てます。こちらを見てわかるように，まずはその授業の学習目標があり，そのために学生に何を復習・予習資料として提示するのかが記載されています。そして TBL のステップに進んでいきます。

また，授業の初めには必ず，前回の授業のフィードバックをします。これには正答率の低かった RAT の解説，チームからのアピールへの返答，取り組んだ応用演習問題へのコメントなどが含まれます。また，授業の終わりには次回の授業の予告もします。場合によっては早めに予告していることもありますが，確認のために毎回アナウンスしています。

図39 は，図38 の続きの授業予定です。この回は知識を応用することが大きな目的となる授業であるため，「図37-c ステップ 1⇒ステップ 3＋ステップ 3」の組み合わせを用いています。

このように毎回ステップの組み合わせを学習目標に合わせて工夫することで，学生の学びを補足，促進したり，学生の集中力を維持できたりという利点があります。

○月○日（木） 新生児期①の流れ：RAT×2回

復習資料：新生児期①（manabaにアップ済）
予習資料：新生児期①（配布済）

〈新生児のアセスメントとケア：新生児，家族関係〉 78分

1. 新生児のケアを行う上で必要な産科的情報を述べることができる（リスク因子の評価ができる）。
2. 新生児の子宮外生活への適応が順調に経過するようなケアを述べることができる。
   - 出生直後：蘇生の必要性，ルチーンケア
   - 24時間以内：呼吸の維持，体温の維持，感染予防，事故防止
   - 24時間以降：臍処置，血清ビリルビン検査，新生児聴力スクリーニング検査，先天性代謝異常のマス・スクリーニング
3. 生理的体重減少，生理的黄疸，排泄状態のアセスメントができ，それにもとづいて必要なケアを述べることができる。
4. 新生児の全身状態を把握し，健康状態を判断するために必要な技術について，目的・内容・方法・留意点を説明できる。
5. 沐浴の具体的な手順，留意点（児の保持・臍の消毒・保温など）を説明できる。

時間	配分	内容	目的	方法	資料・物品
12:40	10	前回（産褥期③，妊娠期の演習）のフィードバック	産褥期③（応用演習問題）を振り返る 妊娠期の演習（プロフィール作成）を振り返る	ベストチームの発表 ・よい点 ・実習に活かすとよい点	パワーポイント
12:50	14	iRAT	予習資料の内容を想起する	iRAT（14問）（知識）	iRAT問題用紙 iRAT解答用紙
13:04	14	tRAT	チーム内で正解を導く	tRAT（14問）何度目で正解したかで得点が異なる。5点→3点→1点→0点	スクラッチカード コイン
13:08	3	アピール	RATへの反論の機会	書いたらチームBOXへ	アピール用紙
13:21	3	2回目のRATの準備			
13:24	8	iRAT	予習資料の内容を想起する	iRAT（8問）（事例）	iRAT問題用紙 iRAT解答用紙
13:32	8	tRAT	チーム内で正解を導く	tRAT（8問）何度目で正解したかで得点が異なる。5点→3点→1点→0点	スクラッチカード コイン
13:40	3	アピール	RATへの反論の機会	書いたらチームBOXへ	アピール用紙
13:43	5	RATのフィードバック	正答率の低いRATの解説をし，復習を促す		パワーポイント
13:48	10	次回の予告	フローシートの見方と看護過程の展開用紙の見方，書き方がわかる 次回までの自己学習の内容がわかる	資料の配布と確認	予習資料： 新生児②配布済 「周産期における急性状況」配布

図38 授業計画の例［ステップ1⇒ステップ2＋ステップ2の組み合わせ］

○月○日（月）新生児期②の流れ：応用演習問題（3日目のコタロウくん）

予習資料：コタロウくんの生後3日目までのフローシート（実習記録）
　　　＋看護課題・問題リスト，看護過程用紙（実習記録）
＊各自でコタロウくんの健康状態をアセスメントし，看護課題・問題を抽出し，ケアを考えてくる。
　→当日は各自が予習してきた内容をチーム内で共有する。

〈新生児期のアセスメントとケア：看護課題・問題の抽出とケアプランの立案〉　87分

1. 新生児の健康状態をアセスメントできる。
2. アセスメントした内容をもとに，看護課題・問題を抽出し，具体的なケアを述べることができる。

時間	配分	内容	目的	方法	資料・物品	備考
10:10	5	先週のフィードバック	新生児期①を振り返る	アピールへの返答	パワーポイント	
10:15	5	本日の内容	学習内容（看護課題の抽出とケアプランの立案）の確認をする		パワーポイント	
10:20	5	応用演習問題の説明	これから行う応用演習問題の目的を確認する		フローシート 課題・問題リスト 看護計画	
10:25	40	応用演習問題：コタロウくんの3日目の看護計画立案	臨床で遭遇する場面を想定した問題に取り組む ・アセスメントができる ・看護課題・問題の抽出ができる ・優先順位を決められる ・具体的なケアを考えることができる	自己学習してきた内容を共有し看護ケアをチーム内で話し合って，巨大ポストイットに記述する	フローシート 課題・問題リスト 巨大ポストイット LLポストイット（投票用）	
11:05	17	ギャラリーウォーク	他のチームの考えを知る	ギャラリーウォーク 1分×16チーム		
11:22	5	ベストチームを選ぶ	他のチームの考えを知って，よい点を伝える	LLポストイットに記入して最もよいと思ったチームの巨大ポストイットに貼りに行く	LLポストイット（投票用）	
11:27	5	質疑応答	疑問の解決	お互いに質問し合う		
11:32	3	フィードバック	応用演習問題の意図を理解する		パワーポイント	
11:35	2	次回の予告	次回のRATを受けるための学習内容を伝える ＊プロフィールの見方と教育展開用紙の書き方，次回までの個人作業の確認	資料を配布 ＊ピア評価のリマインド		

ギャラリーウォークの説明はp.23，102参照

図39　授業計画の例［ステップ1⇒ステップ3＋ステップ3の組み合わせ］

3 TBLの実例紹介

ここでは「図37-a ステップ1⇒ステップ2⇒ステップ3」(p.84参照)の組み合わせを用いて実施した，妊娠期のTBLを実際の資料を提示しながら説明していきます。

予習資料

周産期看護学（実践方法）の妊娠期の到達目標と妊娠期1回目の授業の目標を図40に示しました。これらに到達するための予習資料を作成しました。図41に予習資料の内容の一部を示します。学習内容は具体的に示し，必ず学習して欲しい内容は太字で強調して

「周産期看護学（実践方法）：妊娠期」の到達目標	• 妊婦と胎児の健康状態を判断し，より安全・安楽に妊娠期を過ごすためのケアを考えることができる。 • 妊娠期の家族がそれぞれの役割を遂行し，相互関係の均衡を保ちながら，家族の関係を発揮できるよう，支援するためのケアを考えることができる。 • 妊娠期に必要なフィジカルエグザミネーションについてその目的，方法，留意点がわかり，資料を見ながら実施することができる。
「妊娠期①」のTBLユニットの到達目標	• 妊娠期外来の目的・内容を外来でのアセスメントと看護に応用できる。 • 妊娠期クラスの目的，内容，また運営上の看護師の配慮や工夫について理解できる。

図40 周産期看護学（実践方法）：妊娠期の到達目標と妊娠期①のTBLユニットの到達目標

周産期看護学（基礎）で学習した**妊娠各期のからだの変化と健康状態への影響**から，妊娠時のアセスメントとケアの方法を理解しましょう。

- 妊娠期のからだの変化に対して起こる**つわり，下肢の浮腫，腰痛，便秘，頻尿など**の**マイナートラブル**がありましたね。どのようなホルモンが影響していますか？ **マイナートラブルを緩和するために，セルフケアを促す援助**も理解しましょう。
- **妊娠中のつわり，体重増加，貧血予防**にはどのような食事指導が必要でしょうか？

妊婦健康診査は，妊婦が正常な妊娠経過をたどっているかを確認する，また異常の予防・早期発見をする，という目的で行います。

- **妊婦健康診査**でのアセスメントを理解しましょう。
- **妊婦健康診査の検査項目**と，その検査を行う意義を確認しましょう。
- **レオポルド触診法**の目的と方法を確認しましょう（○月○日～○日の演習で実施します）。
- **胎児の健康状態，成長発達**は，どのようにアセスメントしますか？
  胎児の**推定体重**が妊娠経過とともにどのように増加するかを確認しましょう。
- 診察結果を記載する**母子健康手帳**の内容と，どこでもらえばいいかを確認しましょう。

妊婦健康診査についての**法的根拠**や**仕事を持つ妊婦のための制度**についても復習しましょう。通勤等で妊婦が利用できる**マタニティマーク**について調べてみましょう。

図41　予習資料の内容（抜粋）

います。教科書や参考書のページを指定する方法もありますが，初学者には重要な概念や用語を具体的に示したほうが学習のポイントがわかり，効率的に，かつ効果的に学習ができるようです。

また，妊娠期の１回目には，この科目の前段階である周産期看護学（基礎）の復習資料（図42）も提示し，学生が各自で基礎的な知識を復習してから実践的な内容に発展できるように工夫をしました。

復習資料と予習資料に提出の義務はありません。そのため，学習の方法は学生によってさまざまです。教科書や資料を読み返す学生もいれば，復習資料と予習資料をもとに自分で内容をまとめ直す学生もいます。学生にはどのような学習方法をとってもよいが，必ず事前学習をしてから TBL に臨むようにとアナウンスをしています。

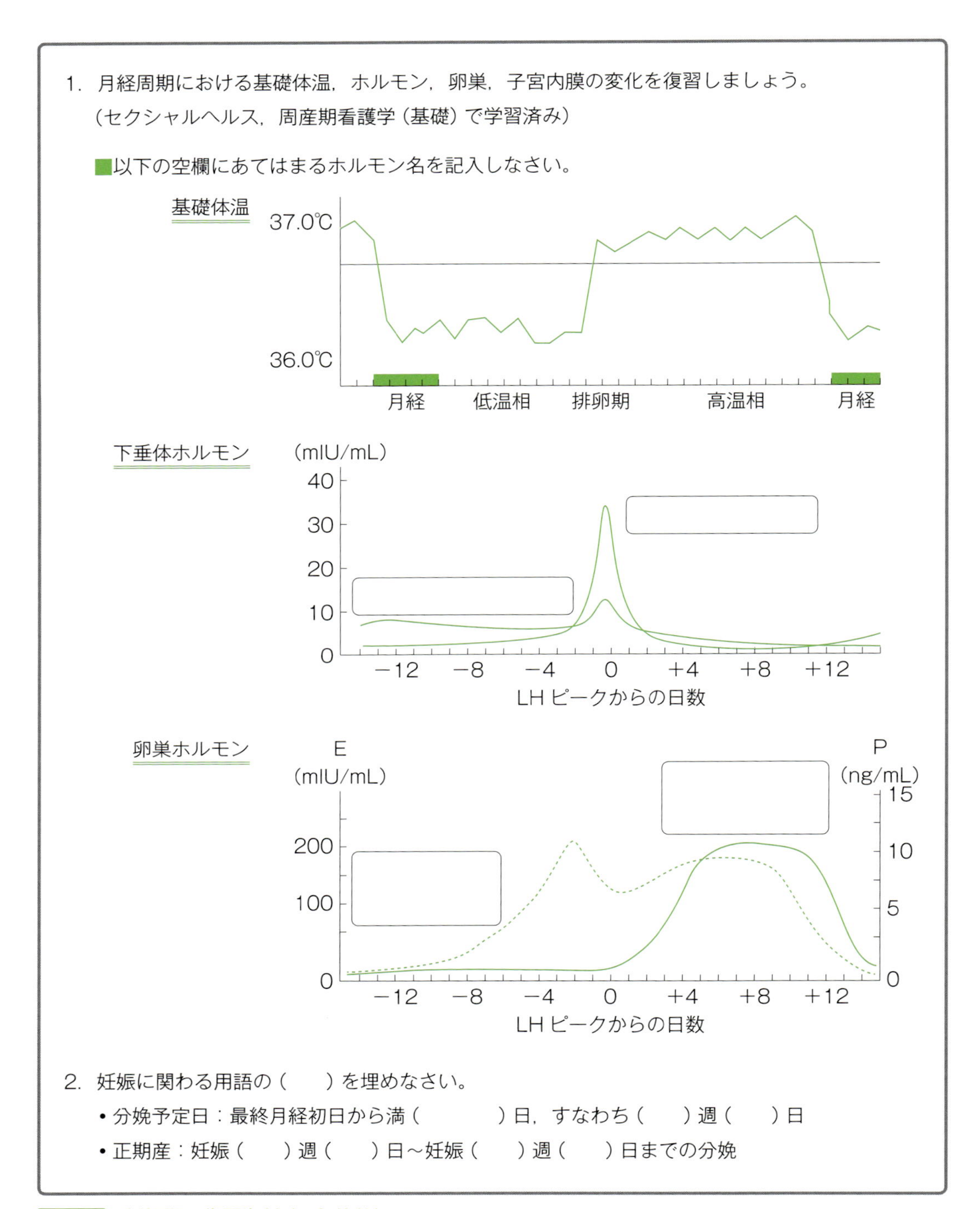

1. 月経周期における基礎体温，ホルモン，卵巣，子宮内膜の変化を復習しましょう。
   （セクシャルヘルス，周産期看護学（基礎）で学習済み）

■以下の空欄にあてはまるホルモン名を記入しなさい。

2. 妊娠に関わる用語の（　　）を埋めなさい。
   - 分娩予定日：最終月経初日から満（　　　　）日，すなわち（　　）週（　　）日
   - 正期産：妊娠（　　）週（　　）日～妊娠（　　）週（　　）日までの分娩

図42　妊娠期の復習資料（一部抜粋）

Coffee Break

予習資料はいつ配布するの？？

予習資料は基本的にはその内容を実施する前の授業のときに配布します。予習資料は事前学習のポイントを学生に伝え，TBL のディスカッションに臨めるようにするための資料なので，次の授業の簡単な予告もしています。

他の科目との兼ね合いを見て，もっと早めに配布することもあります。TBL には個人の事前学習は必須なので，予習資料のボリュームや次の TBL との間隔，他の授業や課題などとの兼ね合いも考えて配布すると，効果的な予習ができると思います。

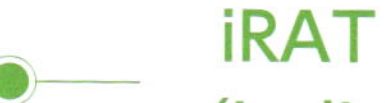

iRAT (individual Readiness Assurance Test)

《iRAT を実施する理由の確認》

初回の TBL では，iRAT を実施する前に，学生になぜ iRAT を行うのかを説明しました。RAT (Readiness Assurance Test) はその呼び名の通り，準備確認テストのことです。iRAT を実施することで，学生が予習資料の内容を理解できているか，つまり基礎知識を応用するステップ 3 の応用演習問題に取り組むための準備が整っているかを確認することができます。ここで iRAT の得点が低い学生は，TBL では個人の事前学習が重要であるということを，身を持って体験することになります。

《iRAT を実施する際の注意点》

科目ガイダンスの際に，TBL の取り組みは評価の 60% を占めることを説明しています

(注：この基準はさまざまです)。そのため RAT は定期試験と同様の扱いとなること，不正行為は絶対に許されないことを毎回 RAT の前に伝えています。これらの詳細は p.66 を参照してください。

iRAT の問題用紙と解答用紙を配布するための時間短縮として，あらかじめチーム BOX に「iRAT」というファイルを準備しておきます。そして教員の指示で，ファイルを開けて，チームメンバーに配布をしてもらいます。チーム BOX の中身は，必ず「指示があってから開くこと」ということを繰り返し伝えます。また，問題用紙および解答用紙には必ず記名するように伝えています。これは成績をつけるためでもありますが，問題用紙を確実に回収するためでもあります。

iRAT の実施中はタイマーを教室に表示しています。解答時間の目安を 1 問 1 分として，クラス全員に残り時間がわかるように大きく表示しています (学生の集中力が続く時間の目安は 15 分です。つまり RAT は最大 15 問です)。インターネット上で使える無料のタイマー (図43) があるので，このようなものを使用すると便利です。

《iRAT を実施した次の授業》

iRAT で満点の学生がいた場合には，その人数を次の授業の際にクラス全体に伝えています。満点がいなかった場合には，最高得点の人数を伝えています。これにより，満点もしくは最高得点をとった学生のやる気をますます引き出し，それに及ばなかった学生への刺激にもなります。

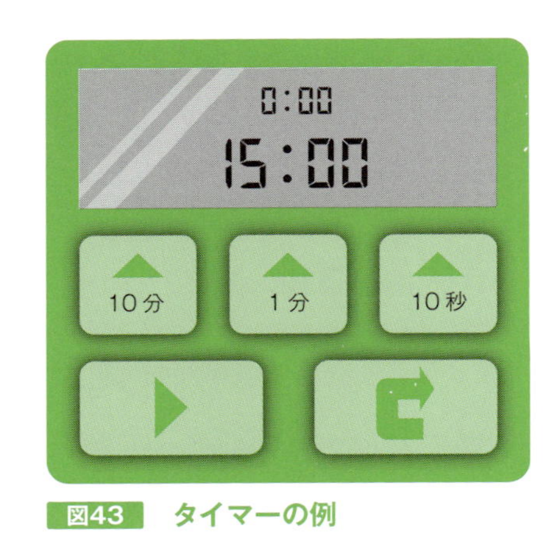

図43　タイマーの例

tRAT (team Readiness Assurance Test)

《tRAT を実施する際の注意点》

tRAT の実施中も iRAT 同様にタイマーを表示しています。時間は iRAT 同様に 1 問 1 分と設定しています。そして開始時には，チームメンバーでまとまって座るように指示しています。また，スムーズに進行できるように，「tRAT」と書いた封筒を用意し，スクラッチカードとスクラッチするためのコインを入れ，チームの箱に準備しておきます。

《tRAT で使用するスクラッチカード》

図44 が tRAT で使用しているスクラッチカードです。グレーになっている箇所をコインで削り，正解の場合はそこに星印が現れるようになっています。ドキドキ感を味わうために，星印の位置は中心にあったり，左右に偏ったりしています。tRAT の際にはチームによって時間が余ることもありますが，tRAT の時間が学生は一番にぎやかで，楽しそうに取り組んでいます。スクラッチカードの入手に関しては p.110 を参照してください。

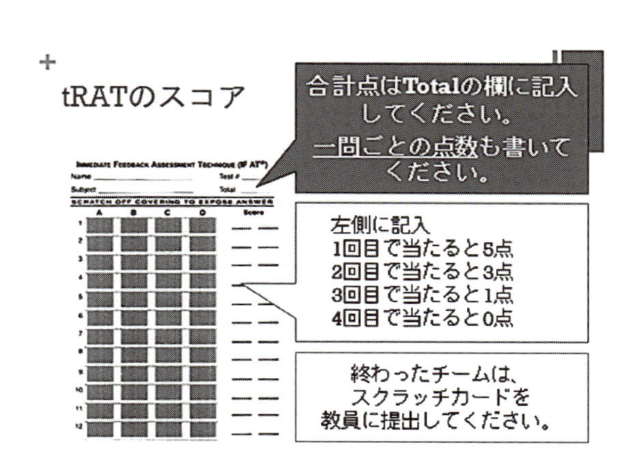

図44 スクラッチカードの説明のパワーポイント

《tRAT で学生のやる気を引き出す工夫》

TBL では学生の学習意欲を引き出し，チームでの学びを促進し，チームの結束力を強めるための工夫がいろいろできます。その１つの方法として，tRAT の得点の提示の工夫があります。今まで行った方法として，チームの得点を教室の前方に貼った大きな画用紙に書いてもらったり，オンラインの学習支援ソフトを使って得点の分布が一目でわかるように工夫したりしました。また，毎回行っていることとして，満点もしくは最高得点を獲得したチームの写真を撮り，次回の授業の冒頭でそれを学生に見せています。写真を見せるとクラスから自然と拍手が沸き起こり，高得点を獲得したチームのモチベーションはさらに上がり，他のチームは次こそは自分たちも高得点を獲得しようという気持ちを強くするようです。

アピール

tRAT が終わり次第，学生はチームごとに順次アピールへと進みます。実際のアピール用紙は p.54 または巻末 p.141 を参照してください。アピールの所要時間は３分としています。この短時間で学生は事前学習してきた内容と RAT を照らし合わせ，問題や選択肢，回答に納得がいかない場合は根拠を持って教員に対して異議申し立てができます。

アピール用紙は他の資料と同様に，チーム BOX の中のファイルに入れて準備しておきます。アピールの過程は学生にとっては知識の確認にもなると同時に，教員にとっては次年度の改善につながります。

記入したアピール用紙はチーム BOX に戻すように伝え，授業後に教員でその内容について検討します。学生が根拠を持ってアピールし，その内容が妥当であれば，チームに加算され，次回の授業の際にその内容がクラス全体に伝えられます。

フィードバック

即時のフィードバックを行うことは効果的な学びにつながります。どの問題のフィードバックを行うかを決定するために，学生が tRAT とアピールをしている時間に教員は iRAT の採点をして，正答率の低い問題を把握します。採点後でなければどの問題の正答率が低くなるかわからないため，教員はすべての問題に対してフィードバックを準備しておきます。

応用演習問題とフィードバック

応用演習問題は後述しているように，学生が実際に実習で出会うような状況を想定して事例の作成をしています。設問によっては，「最も優先するケアはどれか」と問うて，学生に正解ではなく優先順位を考えてもらうものを作成することもあります。この場合は，学生の説明が妥当であれば，正解としています。

いずれにしても，応用演習問題のフィードバックの際には，学生に問題の意図を伝えます。内容としては，その応用演習問題に取り組むことで何を考えて欲しかったのか，臨床ではどのような状況が考えられるのかなど，事前にどの教員がどのような内容を伝えるか，フィードバック内容の打ち合わせを行い，あらかじめ準備をしておきます。

予習資料，RAT，応用演習問題までのつながり

TBL では，「逆向き設計」が大きな特徴であることは繰り返し説明してきました。ここでは実際にその「逆向き設計」の例を示します。

妊娠期の 4 回目のクラスでは，学生に押さえてもらいたいポイントの 1 つに次の内容がありました。

妊娠期に入院が必要となる病態・病状を理解し女性と家族のアセスメントと看護の視点に応用することができる

この授業目標に沿って，応用演習問題では，図45 に示した内容に取り組んでもらうことにしました。

妊娠糖尿病の病態生理などの知識や診断基準，治療方法がわからなければ，この応用演習問題には取り組めません。そこで，その理解の確認をするために図46 の RAT を受けてもらいます。RAT を受けるための予習資料としては，図47 を配布しました。

授業後に BOX に戻してください。

妊娠期④-1　応用演習問題「甘味好子さん」

チームナンバー________

甘味好子さん，34 歳の 1 回経産婦。身長 158cm，非妊娠時体重 50kg。妊娠 26 週 5 日の健康診査の結果，血圧 114/78mmHg，下肢浮腫（－）。尿蛋白（－），尿糖（+++）。50gGCT は 160mg/dL であった。児の推定体重 1,100g。75gOGTT を受け，空腹時血糖が 100mg/dL，1 時間値 180mg/dL，2 時間値 140mg/dL で，診察時に医師から「明日から 1 日 4 回の血糖自己測定を行ってください」と伝えられ，その方法に関する説明を受けた。健診のときは，近くに住む実母に 1 歳 6 か月の長男を預けてきていた。好子さんは，「私，糖尿病なんですか？　毎日血を取るんですか？」と驚いた様子である。

この時点での好子さんの状態をアセスメントしなさい。
外来での看護として，下記の選択肢から最も優先するもの 1 つに○をつけ，理由を記述しなさい。

A. 血糖自己測定の具体的な説明
B. 母児に起こりうる状態についての説明
C. 食事内容の指導
D. 妊婦体操の指導

好子さんの状態のアセスメントと選んだ理由（記述）

授業後に BOX に戻してください。

妊娠期④-2　応用演習問題「甘味好子さん」

チームナンバー________

好子さんは妊娠 36 週に入り食後の血糖値が上がってきたので，本日からインスリンを導入することになり，血糖測定は 1 日 7 回になった（3 食の食前，食後 2 時間と睡眠前）。血圧は 124/70mmHg，下肢浮腫（±）。尿蛋白（－），尿糖（－）。児の推定体重 2,500g。児の NST は正常だった。

好子さんは，「私はがんばって食事制限しているのに，糖尿病っていうと，周りから“おいしいもの食べ過ぎなんでしょ”“食べちゃダメ！”って言われるんです」。
「上の子の相手をしながら，食事の用意を夫の分と私の分，離乳食の 3 種類用意するだけでも大変なのに，インスリンを打って，食後 2 時間の血糖を忘れずに測るのも結構大変そう。最近息子も落ち着かなくって，赤ちゃん返りしてるのかな」と言っている。

この時点で好子さんに必要なケア，保健指導として，下記の選択肢から最も優先すると思われるもの 1 つに○をつけ，理由を記述しなさい。

A. 栄養士の食事指導
B. 母児に起こりうる状態の説明
C. 長男の退行現象への対応
D. インスリン投薬と血糖自己測定の説明

選んだ理由（記述）

図45　妊娠期の応用演習問題の例

日本産婦人科学会のガイドラインによる妊娠糖尿病のスクリーニングの方法として，適切なものはどれか。

A　妊娠初期に陽性だった妊婦に尿検査を行う。

B　妊娠初期に陽性だった妊婦に 50gGCT を行う。

C　妊娠中期に陽性だった妊婦に 75gOGTT を行う。

D　妊娠中期に陽性だった妊婦に尿検査を行う。

図46　RAT の例

〈妊娠期④　予習資料〉

妊娠に影響をおよぼす疾患，もしくは合併症のある場合には，母児へのリスクを下げるために外来管理や入院となる場合があります。下記のような病態から外来管理や安静入院によって生じやすい**健康上の課題（問題），ニーズ**を理解しましょう。また課題やニーズに沿った**女性と家族へのケア**を理解しましょう。

- 切迫流産・早産の入院には安静と点滴治療が含まれます。薬剤の種類と副作用を理解しましょう。慣れない**安静生活**や**点滴の副作用**に対し，どのようなケアが必要でしょうか？
- **妊娠糖尿病**で外来管理中の妊婦には，どのような治療や看護が必要でしょうか？
- **妊娠高血圧症候群**の診断基準や合併症も復習しておきましょう。

妊娠中の健康問題は，女性と家族にさまざまな影響をおよぼします。

- **妊娠中の健康問題によって生じやすい女性の心理**とはどんなものでしょうか？
- 妊娠中の健康問題が**女性と家族の関係におよぼす影響や問題（上の子どもとの関係を含む）**にはどんなものが含まれるでしょうか？　**どのような看護ができるでしょうか？**

医療情報サービス Minds から下記の題名の**コクランレビュー**を読み，結果をどのように看護に活かせるか考えてみましょう。

- 妊娠糖尿病および 2 型糖尿病基準を満たさない高血糖妊婦に対する介入（2012 issue 1, New）（Han S, Crowther CA, Middleton P.）
http://minds.jcqhc.or.jp/n/med/7/med0056/T0009229

図47　応用演習問題に取り組むための予習資料の例

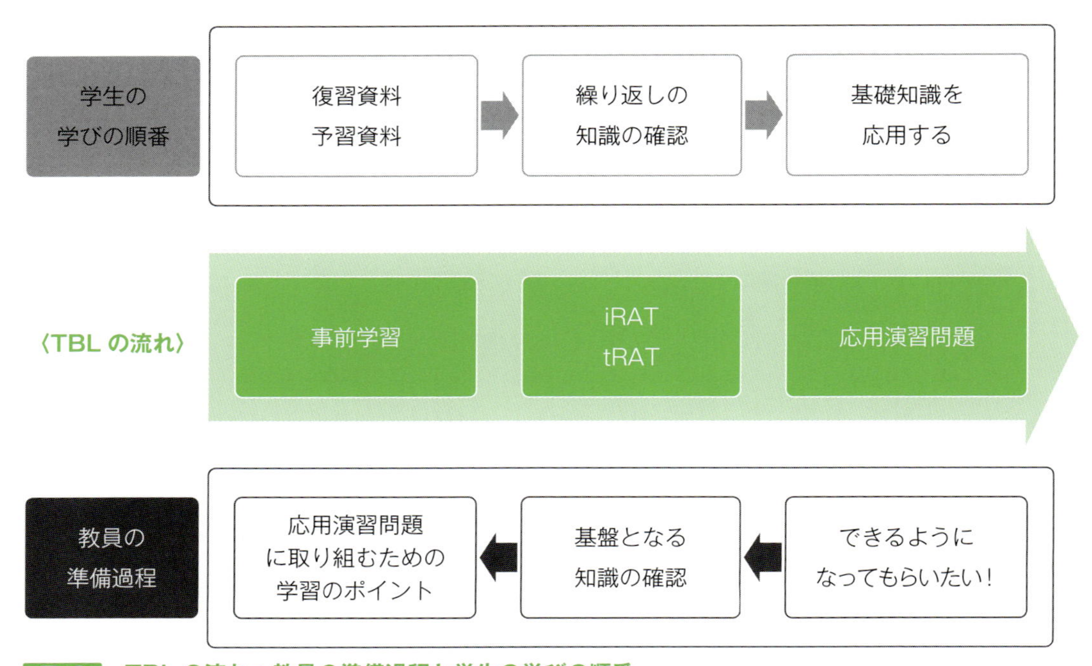

図48　TBL の流れ：教員の準備過程と学生の学びの順番

このようにしてみると，図48 のように，教員の授業設計と資料の関連，そして学生の学習段階の流れが逆向きに進んでいるのがわかります。

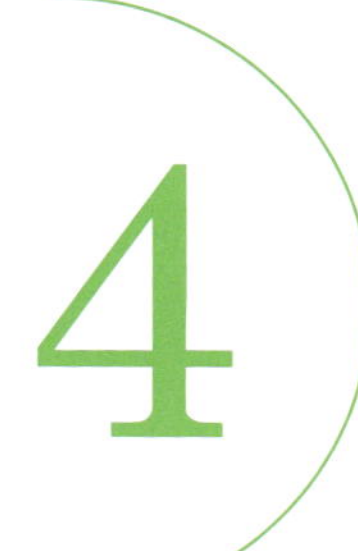

4 実習につながる演習

本学では学生が座学から実習への移行をスムースにできるように，TBL の基本のステップに含まれていないさまざまな演習を取り入れています。ここではその内容を紹介します。

フィジカルエグザミネーションと病棟見学

周産期領域のケアの対象者は，妊産褥婦および新生児になります。そのため，フィジカルエグザミネーションを行う対象もさまざまです。

妊娠期では，妊婦のフィジカルエグザミネーションを行います。内容は主にレオポルドの触診法や腹囲と子宮底の計測です。主に教員がデモンストレーションを行い，学生に質問を投げかけながら実施しています。

分娩期では，実習先の病棟の LDR や産科病棟，新生児室の見学，実際の胎盤の観察を行っています。これらは，実習の指導を行ってくださる予定の病棟スタッフと事前に内容の打ち合わせをして依頼しています。このようにすることで，学生は実習先の病棟の様子がわかり，実習指導者にも事前に会えることで実習への不安が少し軽減されます。

演習実施の際は，演習用のモデルや一度に病棟見学ができる人数に制限があるため，全チームを 3 つのグループに分け，図49 のようにローテーションを組んで行いました。

産褥期と新生児期のフィジカルエグザミネーションは時間で入れ替え制にして行っています。実習の際には褥婦と新生児の両方を継続実習で受け持つため，実習とのつながりを特に強調しています。

看護過程，ギャラリーウォーク

周産期看護学実習では褥婦と新生児を受け持ち，看護過程の展開を行います。その準備

	内容	チーム番号
○月○日	妊婦のフィジカルエグザミネーション	前半 1, 2/後半 3, 4
	LDR, 病棟, 新生児室の見学, 胎盤の観察	前半 5, 6/後半 7, 8
	課題学習	9～12
○月○日	妊婦のフィジカルエグザミネーション	前半 9, 10/後半 11, 12
	LDR, 病棟, 新生児室の見学, 胎盤の観察	前半 1, 2/後半 3, 4
	課題学習	5～8
○月○日	妊婦のフィジカルエグザミネーション	前半 5, 6/後半 7, 8
	LDR, 病棟, 新生児室の見学, 胎盤の観察	前半 9, 10/後半 11, 12
	課題学習	1～4

図49 演習のローテーション

として，産褥1日目と3日目，生後1日目と3日目にチームで看護過程に取り組んでもらいます。実習で最も出会うことが多く，また変化が大きいため，この時期としています。

方法としては，実際に使用している実習記録用紙を予習資料（図50）として配布，個人で看護過程を展開させたのち，授業にそれを持ち寄ってチーム内で内容の検討を行います。そして最後はチーム間で検討，課題によってはギャラリーウォークをしています。

ギャラリーウォークはその名の通り，チームごとの作品を見て回る方法です（図51）。チームで完成させた成果物を大教室の壁に貼り，それを教員の合図で順番に見て行きます。すべてのチームの成果物を見終わったら，「ベスト看護過程」の投票を行います。このようにすることで，学生は自分たちのチーム以外の考え方に触れることができ，また最後に「ベスト看護過程」の投票をするため，単に「見る」のではなく「内容を吟味」する姿

■情報収集とアセスメント

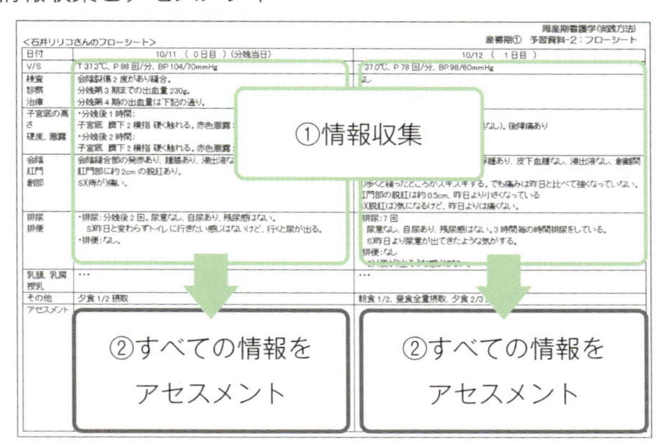

■看護課題・問題の抽出と優先順位の検討

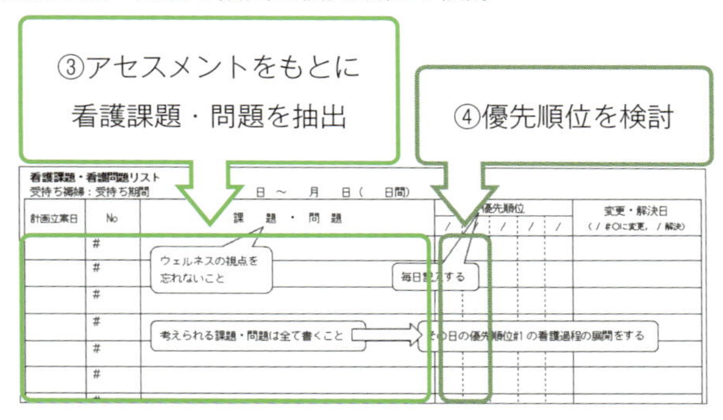

■ケアプランを考える

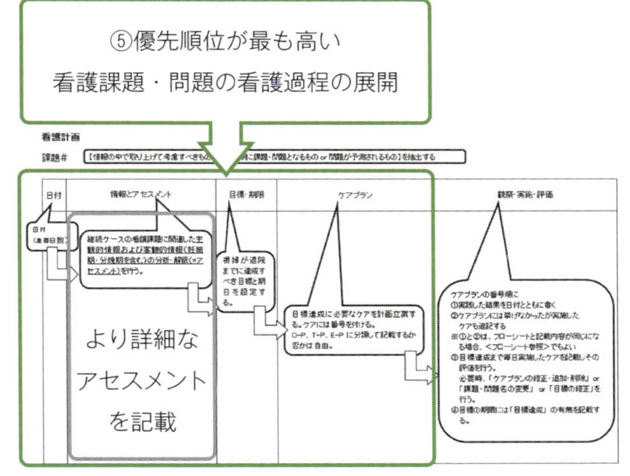

図50 看護過程の展開のための予習資料とその説明
（実際に実習で使用している記録用紙）

■チームごとに互いに書いたものを見て回ります。チームのポスター（成果物）の前に立ってください。

■合図をするので，時計回りに回ってください。約 1 分で回ります。

> すべてのチームを見終わったら，その中で最もよいと思ったチームを選び，理由も記述してもらいますので，見ながらメモをとって構いません。

ギャラリーウォークの回り方

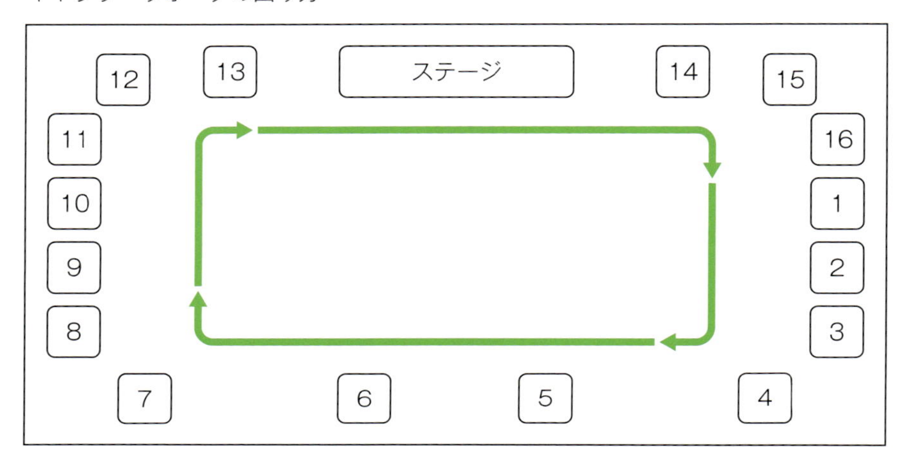

■すべてのチームを見終わったら，その中で最もよいと思ったチームを選んで，ポストイットに記入（チーム BOX に入っています）してください。その際，理由も書いてください。

■書き終わった後，合図をしたら，そのチームのポスターに貼ってください。

図51　考えの共有：ギャラリーウォークの方法

勢も身につけることができます。

ギャラリーウォークを行った次の授業では，学生に「ベスト看護過程」の発表とフィードバックをしています。学生同士による「ベスト看護過程」に選んだ理由のコメントや，教員から「よかった点」「実習に活かせるとよい点」を伝えています。そして各チームの成果物には教員からコメントをして返却しています。コメントしたものを学生に返却することで，それを実習に活かせるようにしています。

コミュニケーション演習

周産期看護学実習では，退院に向かう母子とその家族への教育指導を行っています。その練習としてコミュニケーション演習を行っています。コミュニケーション演習を通じて，教育指導を行うためにはどのような情報が必要か考え，その情報をどのように相手から引き出すか，を考えてもらいます。また，対象者と話をするときの看護者としての態度について学生に考えてもらいます。

準備としては，学生が実習でよく出会う褥婦の妊娠・分娩・産褥の経過，および新生児の経過がわかるように実習記録に記載します。その際，家族背景や仕事などの状況も細かに設定しておきますが，これは記録には記載しません。受け持つ機会が多い褥婦としては，それぞれ，帝王切開分娩，貧血，退院後のサポートがない，経産婦で産後は特に心配はない，といったケースです。

これらの事例を各チームにランダムに割り当て，どのように訪室し，対象者にどのような質問をし，どのような情報を引き出すかをチームで話し合ってもらいます。そしてチームの代表者に，褥婦を演じている教員とやりとりをしてもらいます。このときに教員は事前に設定した対象者の細かな状況を念頭に，学生からの質問に答えていきます（図52）。

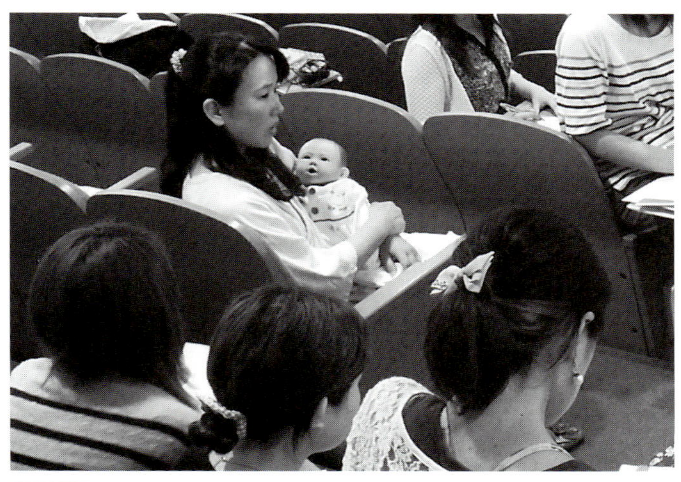

図52 コミュニケーション演習

＊Caesar セツコさんより＊

- 出産（帝王切開）に対するねぎらいの言葉が嬉しかった。
- 体調，疲労への配慮がありがたかった。
- 丁寧な対応，共感的な態度，あたたかい雰囲気に好感が持てた。
- 具体的に質問をしてくれたことで，自分が忘れていたことを思い出させてくれた。

図53　褥婦からのフィードバック

1人の褥婦に対して4〜5チームが取り組みますので，他のチームがする質問から情報を得ることもできます。すべてのチームがやりとりを終えたら，チーム内でその情報を整理し，その人にとっての教育指導案を作成していきます。

コミュニケーション演習の次の授業では，クラス全体でその内容を共有します。その際，褥婦役を演じた教員による「褥婦からのフィードバック」(図53）もしています。そして他の課題と同様に，チームで取り組んだものを実習で活用できるように，教員がコメントしたものを学生に返却しています。

その他の工夫

《TBL シアター》

TBL の目玉の1つに TBL シアターがあります。「シアター」の名の通り，実習で遭遇する場面を教員が再現するものです。今まで妊婦健診の場面，分娩進行中の場面，分娩後の入院中の場面を TBL シアター（図54）として再現してきました。

場面の再現には教員だけでは登場人物が不足するので，大学の事務職員や大学院生に夫役や看護学生役として出演依頼をしてきました。よりリアリティのある状況に近づけるためにシナリオを何度も吟味し，何度も練習を重ねました。事前に撮影した動画を鑑賞してもらうということも検討しましたが，学生の注意を惹き付けるためには臨場感あるシアターのほうがよいだろうという結論に達し，シアターを行っています。

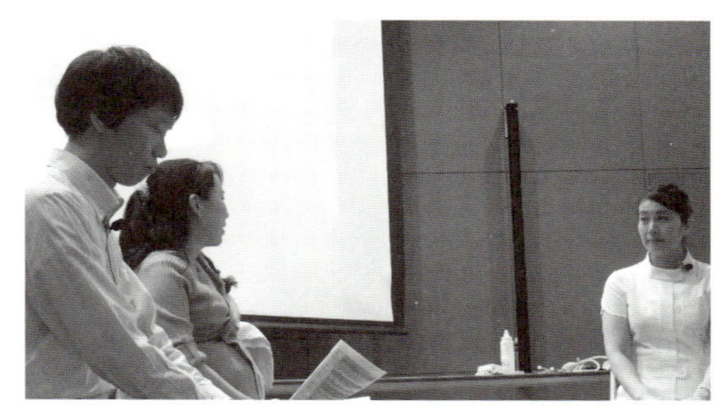

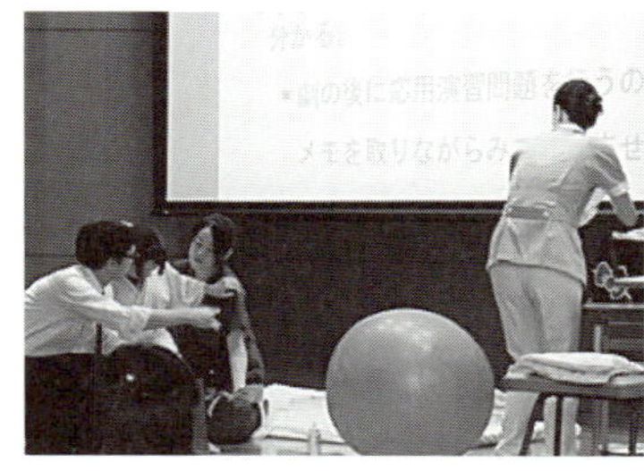

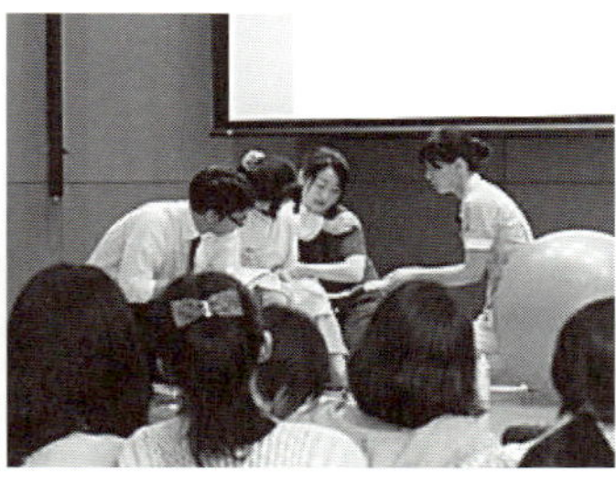

図54 TBL シアター（上：妊婦検診　下：分娩進行中の 2 場面）

《多彩な人物に体験談を依頼》

さまざまな立場の方の体験談を聞くことで，学生は対象者の状況をイメージしやすくなります。今までに，妊娠中の女性，出産後の女性，夫に立ち会い分娩をしてもらった女性，分娩に立ち会った夫，妻が妊娠中の夫，子育て中の夫など，多彩な方々に体験談を語ってもらいました。教員以外が授業に参加することで，学生の集中力を維持することができるというメリットもあります。

このように，さまざまな演習を取り入れて TBL を行っています。これらの演習は応用演習問題に関連させて実施しているため，学生には予習資料を配布し，事前準備をしてから授業に臨んでもらっています。

Coffee Break

事例の登場人物名の工夫

私たちがTBLで使用する事例には，さまざまな褥婦が登場します。たくさんの人物を登場させると混乱してしまいそう，と思いましたか？　そのような事態を防ぐために，私たちはある工夫をしています。

たとえば，コミュニケーション演習の例で紹介した「Caesar セツコさん」，この方は帝王切開分娩をした方です。「佐藤トウコさん」は妊娠糖尿病の妊婦さんです。「常盤ソウコさん」は常位胎盤早期剥離をした方，という設定です。気がつきましたか？　登場人物の名前はその人の状況を表しているのです。

このようにすると，授業の組み立てをする際に，どの事例を用いるかを教員間で話し合うときのコミュニケーションがスムースになります。そしてこのようにすると事例に愛着が湧きます！

実習に出た際，学生が学習内容を想起しやすいようになればいいなあ，と思っています。ですので，登場人物のネーミングにはいつも真剣です！

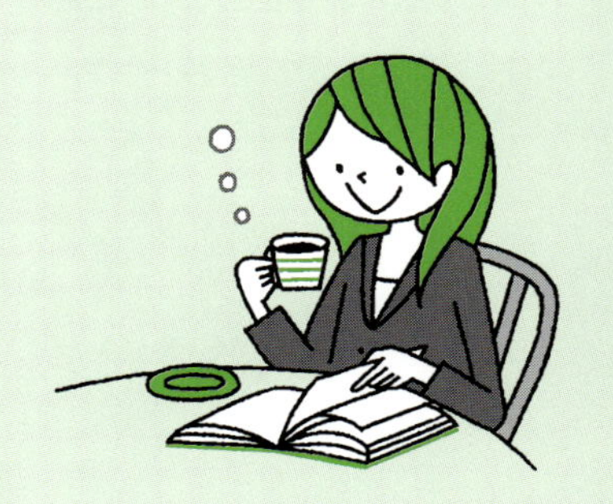

04
TBLにおける評価

Index

1 TBLの評価に役立つさまざまなツール

TBLの評価は，同時性，即時性が求められます。RATを授業中に評価してフィードバックをするためには，急いで採点をすることになりますが，ツールを用いると，より早く，より正確に採点をすることができ，授業をスムースに進めやすくなります。以下に，ツールの例をいくつか紹介したいと思います。

iRATに役立つツール

《OCR/OMR》

iRATの採点は手作業で行うと，クラスの人数によっては時間がかかります。さらに，iRATを学期中に何度か行う場合，手作業で採点とその確認も行うと，とても時間がかかります。時間の短縮のための工夫として，最初は手作りで採点シートを作成しマークシート式に塗りつぶした採点用紙を重ねて，すぐに採点ができるようにしました。ただ，これでも見直しを含め採点には一定の時間がかかってしまい，iRATの直後にどの問題の正答率が高いか低いかを判別してフィードバックするには，授業を進行している教員のほかに複数の採点する人手が必要です。マークシートや読み取り機を用いてもっと早く正確に採点ができればと思っていました。

一般に販売されている読み取り機には，OCR（Optical Character Reader：光学式文字読取装置）とOMR（Optical Mark Reader：光学式マーク読取装置）の2種類があります。OCRとは，手書きの文字や活字を光学的に読み取り，事前に記憶されたパターンとの照合により文字を特定しデータに変換する装置のことをいいます。学生の書いた学籍番号や名前をそのまま読み取ることができます。しかしながら，手書きの文字では，書き方のくせがあることから認識率が低くなることがあり，数字や特定の文字に限って使用される場合が多く，また，OCR専用機は高価でもあります。

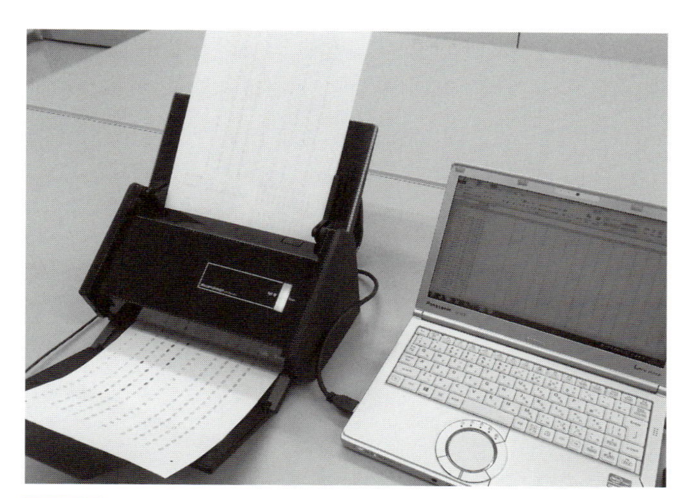

図55　OMR の読み取りの様子

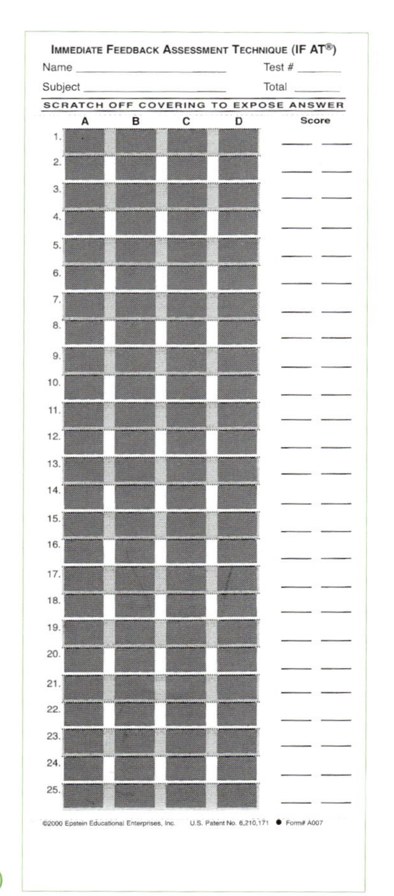

IMMEDIATE FEEDBACK ASSESSMENT TECHNIQUE (IF AT®)

Name ____________　Test # ______

Subject ____________　Total ______

SCRATCH OFF COVERING TO EXPOSE ANSWER

	A	B	C	D	Score
1.					
2.					
3.					
4.					
5.					
6.					
7.					
8.					
9.					
10.					
11.					
12.					
13.					
14.					
15.					
16.					
17.					
18.					
19.					
20.					
21.					
22.					
23.					
24.					
25.					

©2000 Epstein Educational Enterprises, Inc.　U.S. Patent No. 6,210,171　● Form# A007

図56　スクラッチカード（IF-AT®）

一方の OMR は，マークシートを読み取り，設定した場所に色が塗られているなど一定の形状にマークされていることを判別する装置です。OCR よりも高速に読み取り処理を行うことが可能ですが，マークの読み取りのみが可能で，数字や文字の読み取りはできません。読み取り専用のマークシートを用意する必要がありますが，現在では一般のスキャナーでもマークシートの読み取りができる（図55）ようなソフトウェアが販売されており，そうしたソフトウェアを用いるとマークシートをプリンターで印刷して使用することができます。また，こちらは OCR 専用機よりも安価で購入することが可能です。

聖路加国際大学（以下，本学）の周産期看護学の授業では OMR を取り入れましたが，マークシートの設問数や正解の場所をあらかじめ PC 上で設定する必要があり，読み取り用のソフトウェアも使いこなすにはある程度の練習が必要でした。使いこなすことができると，大人数のクラスでも短時間で採点ができ，読み取ったデータで正答率を見ることもできるため，その正答率に沿ったフィードバックがすぐにできるようになりました。ただ，成績評価にかかわりますので，読み取り間違いがないかどうか，人による最終的なチェックは必要だと思います。

tRAT に役立つツール

《スクラッチカード》

tRAT で幅広く使用されているのが，Epstein 社のスクラッチカードです（図56）。IF-AT®（Immediate Feedback Assessment Technique）という名称で，A〜D の四択（もしくはA〜E の五択）のうち，正解の部分を削ると，星印が出てきます。

その名の通り，すぐに正解かどうかのフィードバックが得られるよう作られたツールで，学生は自分たちで話し合い，自分たちのタイミングで削って答えを得ます。不正解の部分を削っても何も出てこないので，不正解だとすぐにわかります。学生たちは星印が出るまで削ります。1 回目の解答で星印を得られれば 5 点，2 回目なら 3 点，3 回目なら 1 点，4 回目なら 0 点，というように（点数配分はそれぞれの教科で決めてよい），削った回数によって得点を変えます。

購入は Epstein 社のウェブサイトから行います。現在英語のページしかありませんが，アメリカから日本に輸送してもらうことができます。ウェブサイトのホーム画面にある「ORDER THE IF ★ AT」という部分をクリックし，問題数（10 問，25 問，50 問）と四択，五択からカードを選びます。問題数やデザインをカスタマイズした（大学のロゴなどを入れられる）カードをオーダーすることもできるようです。

本学では毎回問題数に合わせた用紙を準備し（15 問であれば 25 問用のカードを切って使用），封筒に入れて配布しています。削るにはあらかじめコインを用意しておくと便利です。

《クリッカー》

クリッカーは，授業中に学生から試験やアンケートの回答を一度に集計する教育器具

Memo　Epstein 社ウェブサイト http://www.epsteineducation.com/home/（2015 年 11 月 24 日アクセス）

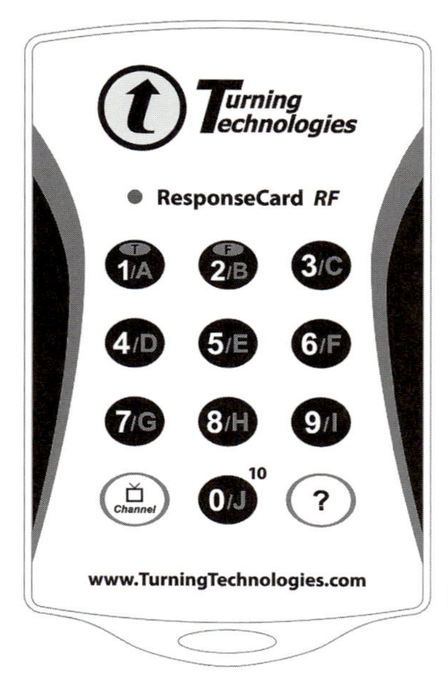

図57　クリッカーのレスポンスデバイス
（KEEPAD JAPAN 社 ResponseCard RF）

で，アクティブ・ラーニングを行うために開発された高度な機種から，簡易にアンケートを取るものまでさまざまなものが販売されています。

tRAT や応用演習問題でチームの回答を各チームが一度に提示する際，チーム数が多いと，どの回答を選んだチームがいくつずつあるのかを把握するのに時間がかかってしまいます。学生たち自身も，全チームの掲げているカードをそれぞれに見ることには限界があります。このとき，各チーム代表の学生がクリッカーで一斉に回答を送ると，それを PC 画面からスクリーンに表示して見せることができ，教員も状況把握に時間をかけずにディスカッションに移行することが可能となります。

KEEPAD JAPAN 社の TurningPoint シリーズでは，ソフトウェアを使用してレスポンスデバイス（図57）の ID と学生の名前を登録することができ，学生ごとの解答や得点を後で自動的にレポートにまとめることもできます。本学では，デバイスに学籍番号と対応させるように番号を振り，学生が混乱なくデバイスを使用できるように準備しています。そうした機能を使用するには，学生の人数分デバイスを購入する必要があります。デバイスの電池は長時間もち，電波も 100 人程度が定員の教室であれば届くというようにいわれています。ただし，使用者が不慣れであると何らかのトラブルも起こりかねないため，評

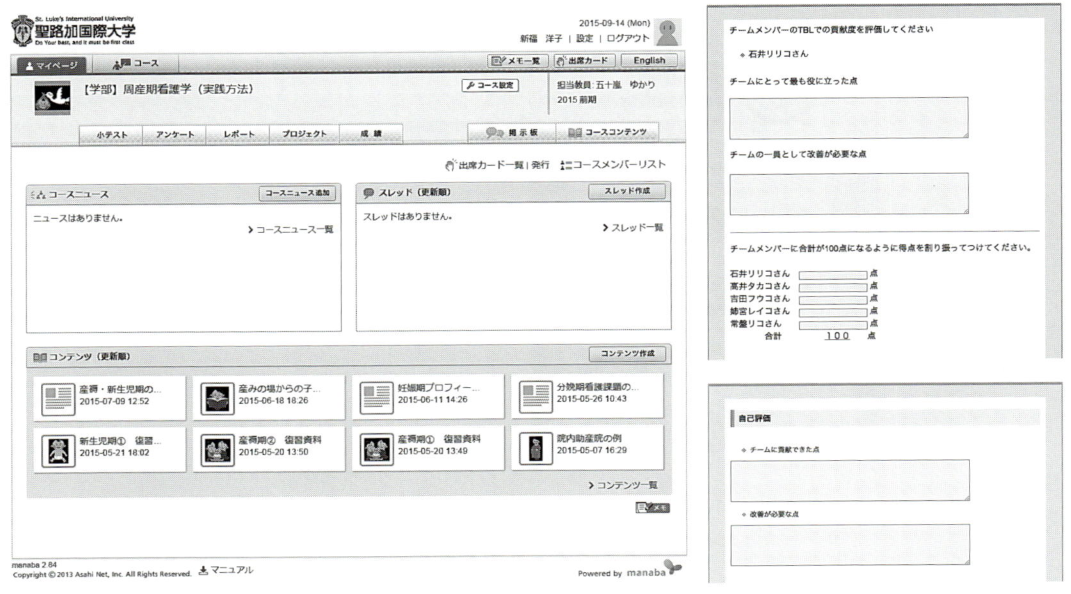

図58　学習支援システム manaba（朝日ネット）

価にかかわる iRAT，tRAT に使用するときは十分に点検し，先に何度か練習する必要があると思います。

《学習支援システム manaba》

本学では，学習支援システムとしてクラウド型の「manaba」（朝日ネット）を取り入れています（図58）。manaba の出席カード機能を tRAT の点数と回答の表示に，またアンケート機能をピア評価と自己評価の収集に使用しました（p.114 参照）。出席カード機能は，先述のクリッカーに似ています。出席カードを設定し，学生に番号を提示することで，学生は手持ちのスマートフォンから出席カードで問われた設問への回答を送ることができます。学生の大半はスマートフォンを持っているため，チームごとに回答を誰か 1 人に提出してもらうことは，特に問題なく遂行できます。

ほかにも，manaba では，講義の資料，事前学習の資料を学生に電子的に配布することができますし，持ち物の確認や，講義の部屋の変更などを一斉にアナウンスできる（学生自身が設定したメールアドレスに届く）ため，学習の補助を円滑に行うことができるツールとして役立っています。

《Moodle》

「Moodle（ムードル）」とは，オンラインのｅラーニングプラットフォームで，オーストラリアのコンピューターサイエンティストによって開発されました。日本語にも訳され，多くの大学でオンライン学習コースを作るためのソフトウェアとして取り入れられています。Moodle も manaba のようにさまざまな使い方で TBL の学習補助を行うことが可能ですが，その機能の１つとして，多肢選択問題をウェブ上で作成し，解答できるシステムがあります。iRAT の解答，tRAT のスクラッチカードの代わりに使用することができ，解答した際，正解か不正解かが表示され，すぐにフィードバックが表示されるので，その解説も一緒に確認することができます。上記の manaba でも小テストを作ることができますが，解答後，受付時間の終了になってから正解と配点が表示される機能を有しているものの，フィードバックまでは表示できません。

こうしたｅラーニングでテストを行う場合，TBL の基礎である同時性を保つことが大切になります（同時性，非同時性については p.116 参照）。同時でないと他の学生に答えが伝わってしまう場合があるためです。授業の中で取り入れるには，目的に沿った数（iRAT なら学生全員分，tRAT ならチーム数分）のパソコンかタブレット型端末が必要になります。端末から Moodle にアクセスし，解答しますが，テストであるため，その端末から他のウェブサイトや資料にアクセスできないような制限をかけることも必要になります。

ピア評価に役立つツール

《Google フォーム》

ピア評価・自己評価の収集を，専用のソフトウェアを用いずに行うには，エクセルファイルに記入したものをメールで収集する方法や，ウェブベースのアンケート調査を行う方法があります。エクセルで行うには，チームメンバーの名前が入ったフォームに記入して送り返してもらうのですが，それをフィードバックする際に，学生全員から受け取ったファイルを切り貼りする作業は非常に煩雑で，メールでは万が一に間違えて送信する可能性もあります。そこで本学では初年度に，「Google フォーム」という無料のアンケートツールを使用しました。

Google フォームを使用すると，多肢選択型や自由回答を選びながらアンケートを作成することができます。本学のピア評価，自己評価は自由記載の形にしていますが，自由記載だけでなく，多肢選択型や「はい / いいえ」の選択型など，さまざまな形でのアンケート項目を作成することができます。それをチームごとに学生に配信することで，回答は自動で回答フォームにチームごとにまとまって返答されます。設定の仕方にもよりますが，同じ学生へのコメントがまとまって返答されるようにすると，その部分をそのまま切り取って学生にフィードバックすることができます。

ただ，無料で使用できるサービスの範囲では，教員側が回答を受け取った記録を学生が手元に残せるような「回答終了」のお知らせメールを届ける設定が難しく，学生からは「本当にきちんと回答が送られたのかが確認できずに不安だ」という声が聞かれました。

《manaba アンケート機能》

先述の manaba にはアンケート機能もあり，自由にアンケートを作成し，学生に送付することができます。基本的には Google フォームで作成するアンケートと同じように作成できますが，manaba 上で操作できるため，フォームをメール配信する必要がなく，自分が回答できたかどうかも manaba 上で確認することができます。

使用し始めた当初は，学生もまだ manaba に不慣れであったため，最初にピア評価の練習としてウェブアンケートに記載をする練習期間を設けました。授業後，教員に質問できる時間を設けましたが，特に機能が使えなかったという学生はおらず，簡単な説明でウェブ上のアンケートに答えられるようになりました。その後，チームごとにピア評価のアンケートページを作成し，各チームに自分のチームのページに，各メンバーに対するコメントを記載するように指示しました。

自己評価は，それぞれの学生に，自分のコメントがポートフォリオとして残るように設定し，過去の自己評価を自分で見られるように設定しました。ピア評価は，学生には誰がどのような回答をしたかは非公開とし，教員は回答をエクセル表にダウンロードができるので，そのエクセル表から無記名になるように名前を省き，それぞれのチームメンバーのコメントを，コメントされた本人に戻しました。

同じチームでのピア評価を学期内に何度か繰り返したい場合，manaba のアンケートでは，質問項目をダウンロードして，一括でアップロードしなおせば，再度同じアンケートを数分の作業で作成できます。学生は何度かピア評価と自己評価を繰り返す中で，自分の成長を感じたり，改善すべき点を振り返ったりすることに繋がっているようです。

Coffee Break

ピア評価専用の新たなウェブシステム，CATME

manaba のアンケート機能では，アンケートの回答は教員が操作できる manaba 上に届くだけで，それぞれにフィードバックを分配するのはエクセル表で手作業にて行っています。そうした作業を簡便に行うことができる，TBL のピア評価専用に開発されたウェブシステムが，2015 年の TBLC で紹介されました。これがあれば，アンケートをシステム上で集めることができるだけでなく，データを自動で分析して，通常と異なるようなデータがあれば知らせてくれたり，成績を付ける際のデータとしても活用できます。また，学生へのフィードバックもこのシステムで行うことができ，エクセル表を手作業でまとめていくよりも，作業時間を短縮することができます。

ピア評価の方法の 1 つに，それぞれの学生にチームメンバーを数値で評価させる方法がありますが，このシステムでも簡単に数値を選ぶことができ，システム上で教員が公開すると，その平均値だけ該当の学生から見られるようになります（どのメンバーが何点をつけたといったデータは本人に公開されません）。学生が書いたコメントは，現在教員にしか見られない仕様になっていますが，この先新しいコメント欄をつくり，個々のチームメンバーに対するコメントが加えられるようにする計画中のようです。

まだ英語のみのようですが，日本語でも使用可能になれば，TBL にとても便利なツールだと思います。また，ピア評価だけでなく，チーム編成をするシステムや他のサポートも充実しています[1]。英語版は無料で公開されています。

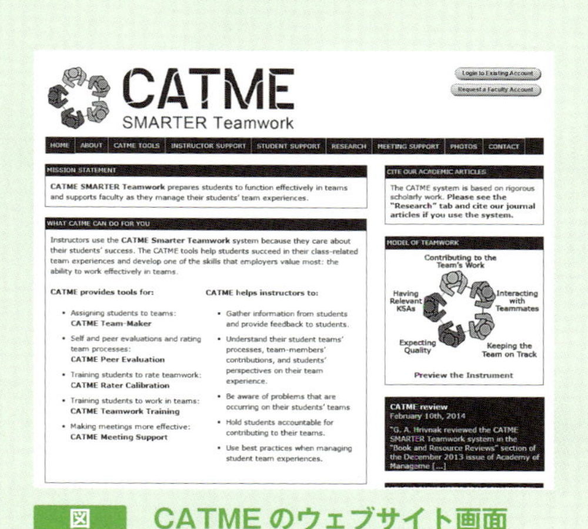

図　CATME のウェブサイト画面

参考文献

1）CATME ウェブサイト：https://info.catme.org

Coffee Break

完全なオンラインコースで行うTBLは本当に可能なのでしょうか？

2015年にフロリダで開催されたTBLC Annual Conferenceでは，TBLをオンラインコースで実践している大学のワークショップやポスターが見受けられました。普段教室の中でTBLを行っている者としては，どうやって行っているのかがとても不思議でした。

アメリカでは看護学部において，実践家が学位を取得するDNP（Doctor of Nursing Practice）コースも増え，実践をしながら学ぶニーズに応えるオンライン教育が広がっており，TBLも，manabaのように学習を補足するシステムの利用に留まらず，すべてがオンラインで完結するコースでも行われています。オンラインコースでは，教員と学生同士が同じタイミングで授業の内容に取り組むことが難しく，“Asynchronous（非同時性）”のコース，というように表現されます。同時にタイプするチャットやウェブ会議システムのような機能もありますが，同時性を保って作業を進めようとしても，看護師のように不規則な勤務の学生が多い場合，全員の都合の合う時間がないなど，利便性，実現性を伴わないこともあります。TBLをオンラインコースで用いる場合には，ある程度非同時性に対応しなければなりません。

オンラインでiRATを行う場合，MoodleやBlackboard（米国で広く使われている学習支援システム），もしくはmanabaでも，小テストを作成し，それぞれが都合の合うタイミングで受けることができます。決められた時間まで正解を公開しない設定にもできますが，教室で行っているのとは異なり，資料を見たり，いわゆるカンニングを防ぐことは難しくなります。これには，テストを一旦受け始めたら，解答時間を10分間にするなど，制限を設けることで対処しているようです。

tRATの話し合いはウェブ掲示板に置き換えられます。学生は自分の空いた時間に掲示板のディスカッションに書き込むため，48時間など，あらかじめ設定した時間内で行うようにしているようです。通常，授業時間内に長くても数十分で行われるディスカッションが48時間続くことで，その分多くの意見が出されますが，同じような意見が繰り返されることもあるといい，教員がフォローしながら，ディスカッションを建設的に進めるようなコメントをするそうです。教員はすべてのチームのディスカッションをフォローする必要があり，学生，教員の双方にとって時間的拘束が長い方法だと思われました。

tRATの正解を出す方法には，ネバダ大学ラスベガス校（UNLV）が開発したオンラインシステムがあります[1]。これは正解するまで4回問題に挑戦することができ，スクラッチカードと同じ方法で点数を付けることができます。

その他に，UNLVのオンラインのTBLに関するウェブサイトでは，応用問題まで含めて，Synchronous（同時性）もしくはAsynchronous（非同時性）で実施するための情報が充実しています[2]。

このように，同時性，非同時性について考慮し，工夫をすれば，オンラインコースのみでTBLを実施することも可能であることをアメリカのいくつかの大学が示しています。教育には，ウェブ上の学習支援システムの機能に関するリテラシーが求められ，フォローアップする時間の拘束があることに加え，学生が迷わないような十分なインストラクションと，PC上でも熱心に取り組めるような課題を作成する必要もあるでしょう。教室で学生のリアクションを見ながら即時にフィードバックする従来のTBLを行っていると，とても壁は高く感じますが，テクノロジーの発展に伴い，教室で行っている形に近づいていくのかもしれません。

参考文献

1） http://courses.online.unlv.edu/tblJS/TBL-Demo-Q.html（閲覧には登録が必要）
2） https://sites.google.com/site/tbladvantageschallenges/introduction

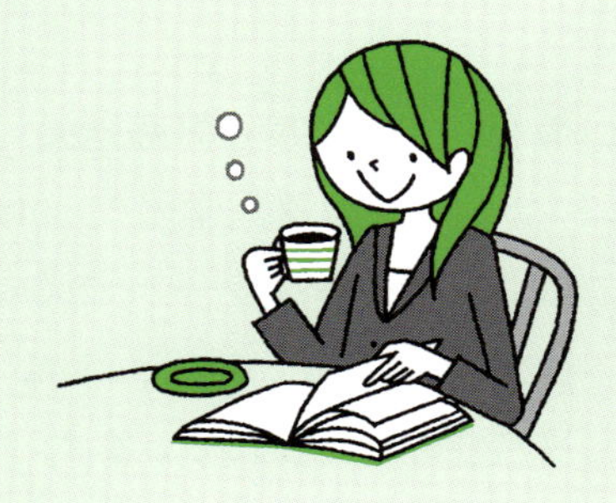

2 TBLの効果を多面的に評価する尺度

TBLによって，学生がどういった能力を伸ばすことができたかに関する研究も進んでいます。看護系大学の場合，アメリカではN-CLEX，日本でいう国家試験の模擬試験の点数を学年ごとに比較することもありますが，正確には毎年全く同じテスト内容ではないこともあり，TBLの効果として最適であるかは議論もあります。本節では，TBLによる学習効果をどのように測定できるか，海外の論文を引用しながら例を挙げてみたいと思います。

TBLの学習効果

《学生に対する評価》

● 学習内容のパフォーマンス

オーストラリアのConsidineらは，救急の場で看護師が行うX線オーダー（X線撮影までの時間を短くするため，看護師が依頼をする）のセミナーをTBLで行い，後にセミナーを受けた看護師のX線オーダーが適切であったかどうかを評価しました[1]。結果として，このセミナーを受けた看護師は受けていない看護師に比べて，オーダーが適切であったことを示しています。このように学習が実践の場でどれだけ活きているか，という視点は，特にTBLを用いて卒後教育を行う場合に重要であると思います。

● 学生の参加度と試験結果

サウスダコタ大学のMennengaらは，授業参加度を測定する8項目からなる5ポイントのリッカートスケールで構成されたClassroom Engagement Surveyを開発しました[2]。下位尺度は参加（participation，5項目）と楽しみ（enjoyment，3項目）の2つで，信頼性と妥当性も確認されています。また，Mennengaらは34項目のTeam-Based Learning Student

Assessment Instrument も開発しました。5 ポイントのリッカートスケールで，責任性 (accountability)，講義か TBL の好み (preference for lecture or TBL)，学生満足度 (student satisfaction) の下位尺度で構成されています。

これらの測定具を用いて，TBL を行った群と通常の授業を行った群を比較したところ，TBL 群のほうが通常群よりも授業参加が優位に高かったのですが，試験の結果には両群間の有意差はみられませんでした。授業参加度と試験の相関は弱く，4 回行った試験ごとに結果が異なっていました。また，Team-Based Learning Student Assessment Instrument の結果は，責任性の平均は 35.5 (範囲 23〜44，中間値 27) と高く，講義か TBL の好み (スコアが高いほど TBL を好んでいることを示します) は 47.87 (範囲 27〜60，中間値 48) で，ほぼ中間値でした。学生満足度は，30.29 (範囲 9〜45，中間値 27) で，満足度は高かったことが示されました。この研究では TBL という新しい教育方法にとまどう学生が多く，そのことがこの結果に現れたと研究者は解説していましたが，TBL を取り入れるにあたり，学生の反応と学習効果を測定するのに効果的な方法だと思います。

● 複合的な測定具と試験結果

学生の学習アウトカムと行動を測るために，台湾の Cheng らは，授業参加度 (classroom engagement)，チームの価値 (value of teams)，自己指導型学習 (self-directing learning) と試験の結果を測定，分析しました[3]。それぞれに信頼性と妥当性を確認された測定具を用いています。授業参加度は，学生がクラスアクティビティに積極的に参加する意思があるか測定するもので，Haidet ら[4] の 9 項目からなる 5 ポイントのリッカートスケールを用いています。チームの価値は，学生のチームでの学習や協働に対する価値の認識を測定するもので，同じく Haidet らの 17 項目からなる 5 ポイントのリッカートスケールを用いています。下位項目には「グループワークの価値 (value of group work)」と「ピアと協働すること (working with peers)」があります。自己指導型学習は，自己指導型学習に関する学生の能力を測定するもので，Cheng らが開発した 20 項目の 5 ポイントのリッカートスケールで構成された Self-Directed Learning Instrument (SDLI) を用いています。

結果として，TBL によって授業参加度，チームの価値，自己指導型学習は改善しました。また試験の結果は tRAT と最終試験の結果が iRAT を上回っており，研究者は TBL によって学生のアカデミックな実践能力が上がったことを示していると述べています。TBL の目的である授業参加度，チームワーク，自己学習能力の上昇を測定することができ，学習効果を複合的に評価できる方法だと思います。

専門職の特性

オーストラリアのCurryらは，クリティカルケアを専攻する大学院生に，TBLに対する態度と認識を，11項目の自由回答型の質問で構成されたextended response questionnaire（ERQ）を用いて評価しました[5)]。結果として，効果的な学習，参加，モチベーション，クリティカルシンキングによって，専門職としての態度が育成されることが示されました。質的な評価であり，数値による効果は出せませんが，TBLを行うことがどういった意味を持つのか，その経験を幅広く評価したいときに効果的な方法だと思います。

Curryらのもう1つの報告では，学生のチーム基盤型学習に対する態度を，5ポイントのリッカートスケールで構成されたTeam Experience Questionnaire（TEQ）で評価しました[6)]。内容として，全体的なチームの経験の満足度，学習の質のチーム効果，ピア評価の満足度，臨床論理的思考能力におけるチーム効果，専門職としての成長という5つのドメインがあります。加えて，観察と質問紙で，TBLの授業と通常の授業を比較しました。観察にはSTROBE observation toolを用い，それぞれのクラスにおける学生の参加度を観察します。質問紙には大学が行っている9項目5ポイントのリッカートスケールの学生評価と，授業での学生自身の貢献，注意，活動レベルを自己評価した9項目5ポイントのリッカートスケールを用いたEngagement Measureを用い測定しました。

結果として，TEQの最初の4つのドメインには優位に改善が見られましたが，5つ目のドメイン（専門職としての成長）は数値の上昇が見られたものの，有意差は見られませんでした。観察では，TBLのクラスでの学生間の高い交流が観察されました。大学の質問紙でも自己評価でも，TBLでは高い参加度が示されました。この方法では質と量の2種類の方法で評価を行うことができ，結果の妥当性が高くなることが期待できます。

複合的な学習効果と看護のコアコンピテンシー

前述の台湾のChengらは，異なる報告で，授業参加度，チームの価値，自己指導型学習と看護のコアコンピテンシーを測定，分析した結果を示しています[7)]。看護のコアコンピテンシーは，クリティカルシンキングと論理的思考，一般的な臨床スキル，知識の統合スキル，コミュニケーションとチームワーク能力，人間的なケアリング，専門職倫理，責任性，生涯学習といった要素が含まれます。それらを，台湾看護認定議会の作成した大学レベルの看護学生のコンピテンシーを測定する 8 項目 5 ポイントのリッカートスケールで構成された Nursing Eight Core Competencies Scale で測定しました。それに加え，iRAT の結果，tRAT の結果，定期テストの 3 つで評価をしています。

結果として，TBL を行うことによって，授業参加度と自己指導型学習が改善されましたが，看護のコアコンピテンシーは変わらなかったと報告しています。チームの価値も一般的に上昇していましたが，統計的な有意差はなかったとされています。TBL を用いる目的にもよりますが，こうした総合的な評価を行うことで，目的と教育内容の整合性を評価することが可能になると思います。

《学生からの評価》

● 学習の満足度

学習の満足度は，前述の学生に対する評価と異なり，学生が授業に対して行う評価で，TBL を用いた授業の改善に役立てることができます。

Roh らは，TBL を看護学生に用いた場合に学習満足度に影響する因子を，41 項目 7 ポイントのリッカートスケールで構成された，韓国で医学生用に開発された TBL Course Operation and Evaluation Tool を基盤に，1 項目を削除し，7 項目の学生満足度と 33 項目の教育デザイン因子を用いて評価しました[8)]。

結果として，満足度に関するスコアの平均は 7 点中 4.96 で，全体的な満足度の高さを示しました。満足度の項目の中では，「チームアクティビティを通して学習内容の理解が深まる」が一番高く，「講義と比べて興味が持てる」が一番低いスコアを示しました。多重線形回帰分析で，学習プロセス，事前学習，チームアクティビティ，学習環境，オリエンテーション，コース内容，ピア評価のうち，学習環境とオリエンテーションを除いた事前学習，チームアクティビティ，学習環境，コース内容，ピア評価項目が満足度と有意な関係性を示しました。

上記の因子はすべて TBL の中で重要な項目ですが，満足度と関連した因子を調べることで，実施した方法のどこが学生に合ったものであったか，どこに改善の余地があるのかが見えてくると思います。質的な質問でも問うことが可能ですが，統計的に分析することで，集団の全体的な傾向を示すことができます。

新しい学習方法の評価から

以上，最新の研究で用いられている評価ツールを紹介しました。いずれもTBLを導入した科目を，その効果や学生の反応を評価しながら改善していくために，効果的な測定具であると思います。まだ日本語ではこうした学術的な研究としての報告が少なく，紹介した測定具の翻訳と実施が期待されます。今回研究をいくつか読みながら気づいたことは，TBLの効果はそれぞれの測定具で肯定的な結果が出ていることが多いものの，学生が通常の講義とTBLとどちらが好ましいと思っているかという点では，TBLであるという結果は出にくく，諸外国においても，新しい学習方法を取り入れるにあたり，とまどいやそれによる学習効果への影響が考察されているということです。ただし，満足度やそれに影響する因子を見ていくと，TBLの構成要素の1つひとつを丁寧に作成することで，満足度や肯定的な結果を高められるように感じました。

参考文献

1）Considine J, Payne R, Williamson S, Currey J. Expanding nurse initiated X-rays in emergency care using team-based learning and decision support. Australasian Emergency Nursing Journal, 16 (1)：10-20, 2013.
2）Mennenga HA. Student engagement and examination performance in a Team-Based Learning course. Journal of Nursing Education, 52 (8)：475-479, 2013.
3）Cheng CY, Liou SR, Tsai HM, Chang CH. The effects of Team-Based Learning on learning behaviors in the maternal-child nursing course. Nurse Educ Today, 34 (1)：25-30, 2014.
4）Haidet P, O'Malley KJ, Richards B：An initial experience with "team learning" in medical education. Academic Medicine, 77 (1)：40-44, 2002.
5）Curry J, Eustace P, Oldland E, Glanville D, Story I. Developing professional attributes in critical care nurses using Team-Based Learning. Nurse Education in Practice, 15 (3)：232-238, 2015.
6）Curry J, Oldland E, Considine J, Glanville D, Story I. Evaluation of postgraduate critical care nursing students' attitudes to, and engagement with, Team-Based Learning：A descriptive study. Intensive and Critical Care Nursing, 31 (1)：19-28, 2015.
7）Cheng CY, Liou SR, Hsu TH, Pan MY, Liu HC, Change CH. Preparing nursing students to be competent for future professional practice：Applying the Team-Based Learning – Teaching strategy. Journal of Professional Nursing, 30 (4)：347-356, 2013.
8）Roh YS, Lee SJ, Mennenga H. Factors influencing learner satisfaction with team-based learning among nursing students. Nursing and Health Sciences, 16 (4)：490-497, 2014.

3 学生の声から考察するTBLの評価（聖路加国際大学における調査結果から）

聖路加国際大学（以下，本学）では，TBLを取り入れ始めた2012年から，TBLのセッションが終わるごとに，学生に調査を行ってきました。学生の感想を幅広く集め，次の学期の授業の改善を行うために，質的な調査とし，その分析結果を大学紀要や学会で発表してきました。科目終了直後は筆記の自由回答式のアンケート調査を実施し，その次の学期の周産期看護学実習が終わってから，グループインタビューを実施しました。また，TBLの前に取り入れていたProblem-Based Learning（PBL）を受けた学年にもグループインタビューを実施し，TBLとPBLの比較も行いました。なお，研究は本学研究倫理審査委員会の承認を得て行いました（承認番号13-037）。ここでは，その研究結果を紹介します。

科目中～終了後のアンケート

2013年度周産期看護学（実践方法）を受けた3学年88名に，TBLの感想と意見を，科目の履修中から履修後に合計4回収集し，そのデータを分析しました[1]。TBLの内容の順序に従い，妊娠期，分娩期，産褥期，科目の最後の課題である対象者への教育を行う指導案の作成後の4回に分け，すべてのデータをコード分類した後，それぞれのカテゴリー，サブカテゴリーを抽出しました。分析から見えてきたことは，TBLで学び始めて初期の妊娠期を学んでいる時期のカテゴリーは，〈新しい学習法に対する学習効果の即時的実感ととまどい〉というもので，TBLの楽しさや学習意欲の高まりを感じることができる反面，今までに受けてきた講義とは異なる予習やRATに対するとまどいを覚えることが少なからず見られました。

しかし回数を重ねるにしたがい，分娩期の学習中には，〈学習の充実と復習に関するニーズ〉という，ディスカッションが進みやすくなったり，他のチームの意見を知ることにより，チームで学ぶことの深まりと広がりを感じ，主体的な学びからの知識の定着を感じることができていました。次の産褥期も〈学習の進行によるチーム力の実感とフォローのニーズ〉という，チーム力の向上を実感していたことと，少人数でしたが，講義やフォローアップを求める声もありました。ただ，最後には〈チームで高め合う達成感〉という，総じてチームで学ぶことからの達成感を述べたカテゴリーが抽出されました。ピア評価に対しても，最初にはピアからどんなことを書かれているのかという怖さを感じつつも，最後にはピアからのフィードバックを活かし，チームディスカッションを深めることができたこと，またポジティブなフィードバックを得ることで，自分のがんばりを認めてもらう喜びを感じていました。

2014 年度も 3 学年 89 名に感想と意見を記述してもらいましたが，前年度の結果からもう少し集約した意見の収集をすることにし，回数は 3 回としました[2〜4]。妊娠期，分娩期，産褥期の 3 期に分けて分析したところ，2013 年度と同じく，新しい学習方法を楽しみながら知識を習得し，チーム内の責任性や貢献，チームメンバーの異なった考え方を学ぶことでチーム医療とのつながりを感じ，明確なゴール設定と即時的なフィードバック，快適な学習環境によって学習するモチベーションを高めていました。

時間が経つに連れて，知識の増加と定着を感じ，チームディスカッションを通して自分の気がつかなかったことに気づくことができると述べていました。また，チームでの協力の重要性に気づき，ピア評価を通して積極的なディスカッションが促されたことが示されました。ただ，ピア評価の方法に関しては，直接話し合いたいという意見も聞かれました。

応用演習問題（図59）を通して，知識を自分のものにしている実感を持ち，次の学期に

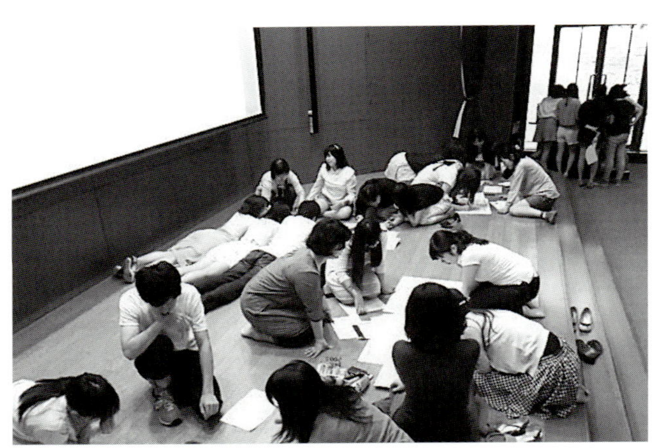

図59　応用演習問題としてチームで看護計画を考えている様子

控える臨地実習に向けた自信を高めることができていました。最終的に自分たちがグループからチームになったことを実感し，チームへの貢献や，チームから学んだことに肯定的な気持ちを述べていました。また，ギャラリーウォークを行ったことにより，他のチームが考えたことを知ることにも意義を感じていました。全体的に2013年度よりも肯定的な意見が多く，学年による違いもあると思いますが，科目構成を工夫しTBLに関する説明を増やしたことで，学生の満足度が高まったように感じられました。また，より臨地実習への移行を容易にする授業になったことが感じられました。

実習終了後

周産期看護学実習を終えた後，TBLで学習してから実習に臨んで改めてどういった効果を感じたのかを，2013年度，実習グループごとに全88名を対象にインタビューし，質的内容分析を行いました[5)]。回答内容は大きく〈座学と実習のつながり〉〈チームで取り組む意味〉の2つのカテゴリーに分類することができました。〈座学と実習のつながり〉の中では，「応用演習問題は正解がなかったから，いろいろな考え方ができた」こと，「自発的に学んだことで，実習のときにも役に立った」こと，「チームで看護展開することで，実習のときには1人でできた」といったことが語られました。

〈チームで取り組む意味〉の中には，チーム内での協力体制，チーム間での効果的な意見交換によって，実際のチーム医療をイメージする肯定的な意見がみられました。また，仲間意識が芽生えることで，「iRATは自己責任，tRATはチームの責任だから頑張った」と責任性の高まりを述べていました。ただし，教育展開や実技に関する時間が不足していたこと，チーム間の差を気にする学生もおり，「チームメンバーによって自己学習に差があった」と語る学生もいましたが，「働き出したらさまざまな人がいるし，受け入れることを学んだ」と肯定的に捉える声もありました。

2012年度の3学年はカリキュラム改訂前であったため，PBLで家族発達看護学を履修した後，家族発達看護学実習に行きました。PBLでは，小グループの中で問題や状況を抽出し，それを調べていくことで学習を進めていきます。2012年度にPBLを履修した学生6〜7名2グループにインタビューし，質的内容分析を行った結果をTBLで行ったインタビューの分析結果と比較しました[6)]。PBLでも学生は〈学びと実習とのつながり〉を語り，「自ら調べた内容は忘れない」といった知識の定着を述べていましたが，PBLでは分担制で調べを進めていくため，担当した部分については忘れないものの，他のメンバーが担当した内容の定着は難しく，言葉を覚えていても，内容はわからないといった，「包括的な知識の定着・応用まで至らない」ことを述べていました。TBLでは，実習に活かせることを意識した応用演習問題まで行うため，ここにはTBLとPBLの差が大きく現れていると感じます。

また，技術演習の不足はTBLでもPBLでも語られました。周産期の領域では子宮復古や乳房の観察など，他領域に含まれない実技を伴うため，不全感は残りがちなのかもしれません。特に実習直後にインタビューをしたために，自らの技術不足を強く感じていたことが考えられます。

PBLでの〈チームで取り組む意味〉として語られた，「主体性，責任感の獲得」「仲間意識と結束力の向上」はTBLと近いものがあります。また，科目を通じて教員と学生数名という少ない人数で進んでいくため，「少人数の楽しさ」を述べる学生もいました。ただ，全体で学習内容を共有する機会はないため，「メンバーの影響を受ける学習内容」に言及する学生もおり，TBLでは全体でのディスカッションとまとめのフィードバックがあることから，チームごとの自己学習の差はあっても，学習内容には大きな差が生まれないことも違いであると思います。

全体として，PBLもTBLも少人数で学生の自主性や責任性を高め，グループで学ぶ力を育成し，実習への移行に効果的な方法だといえるでしょう。PBLでは少人数での親密性の深まりを肯定的に語る学生もいました。PBLで語られた知識の応用の難しさやチーム間の学習内容のばらつきに対し，TBLでは応用演習問題やまとめのフィードバックで対応することができます。学生自身の経験と認識からも，TBLの効果が認められる研究結果となりました。今後，技術の向上のため，シミュレーション学習を取り入れることや，教員のフィードバックやフォローを強めていくことで，より学生の満足度を高め，教員自身も実習現場で学生の成長を感じることができるような授業内容を工夫していきたいと思います。

文献

1) 新福洋子，五十嵐ゆかり，飯田真理子．Team-based learningを用いて周産期看護学（実践方法）を学んだ学生の認識．聖路加看護大学紀要，40：19-27, 2014.
2) Igarashi Y, Iida M, Shimpuku Y. The Second-Year Experience of Teaching Undergraduate Nursing Students with Team-Based Learning：Antenatal Nursing. 14th Team Based Learning Collaborative Conference (St. Petersburg, Florida), March 5-7, 2015.
3) Shimpuku Y, Igarashi Y, Iida M. The Second-Year Experience of Teaching Undergraduate Nursing Students with Team-Based

Learning：Intrapartum Nursing. 14th Team Based Learning Collaborative Conference (St. Petersburg, Florida), March 5-7, 2015.

4) Iida M, Shimpuku Y, Igarashi Y. The Second-Year Experience of Teaching Undergraduate Nursing Students with Team-Based Learning：Postpartum and Newborn Nursing. 14th Team Based Learning Collaborative Conference (St. Petersburg, Florida), March 5-7, 2015.

5) 飯田真理子，新福洋子，五十嵐ゆかり．Team-Based Learning (TBL) と実習のつながり：周産期看護学実習後の学生の認識より．母性衛生，55 (3)：225, 2014.

6) 五十嵐ゆかり，飯田真理子，新福洋子．周産期科目における PBL と TBL―科目から実習への移行を意識した効果的な学習方法の考察．日本助産学会誌，28 (3)：471, 2015.

05
TBLに取り組むあなたへ

Index

1 TBLに取り組む学生のあなたへ

この本を手に取っているみなさんはもうTBLを経験しましたか？　それともこれからTBLを始めるところでしょうか？　いずれにしてもこの本を読み進めたみなさんは，TBLが学生間や学生と教員間での知識や意見の行き来が活発に行われる学習方法であることがわかったと思います。

ここではTBLを経験した学生が，実習後にその経験を振り返り，TBLと実習がどのように結びついたか，TBLの経験が自分にどのように役立ったかを話してくれたので，その内容を少し紹介します。

TBLと実習とのつながり

❶ 実習前の復習がスムーズ：知識が定着していた

「実習前に周産期の内容を振り返ろうとしたときに，自分が何を勉強したか，資料を読み返して覚えていた」「講義だけだったものは，資料を見返しても内容を覚えていないことがあった」

➡これはTBLのステップ「予習資料を使った自己学習⇒準備確認プロセス」を踏み，結果的に知識の定着に至ったことを表していると思います。

❷ 実習中：実際のイメージができていた

「いろいろな状況の演習問題に取り組んだので，実習で受け持った褥婦さんとのコミュニケーションをあまり緊張せずに行えた」「分娩の劇を見ていたので，分娩に立ち会うときの産婦さんや家族のイメージができたし，学生としての動きもわかった」「TBLで取り組んだ内容が実習に直結していた」「実習中にわからないことがあったとき，自分でどうやって調べたらいいかがわかっていた」

➡さまざまな場面・状況設定をした応用演習問題に取り組み，また実践につながる演習として行ったTBLシアターやコミュニケーション演習が実習のイメージ化を助け，実習への移行がスムースに行えたのだと思います。また，学習方法が身についたことで，実習中に生じた疑問の解決がスムースに行えたようでした。

TBL の経験

❶ チームで取り組む意味を実感

「1人では調べきれなかったことが，チームで知識を持ち寄るとそれが解決できた」「たくさんの課題に取り組む中で仲間意識が芽生えて，協力体制もどんどんよくなっていった。お互いに補い合えるようになっていった」

➡TBL を用いる目的の1つとして挙げていた「専門職が持つべき複数のコンピテンシー」の対人関係構築力やチームワーク力が，TBL を進めていく中で身についていった様子がみえました。

❷ ピア評価を行ってわかったこと：いろいろな人との付き合い方

「働き出したらいろいろな人と仕事をするようになる。その中で，言いにくいことをどのように相手に伝えるか，ピア評価はその勉強になった」

➡臨床に出た際に，多職種での協働をよりスムースにするための手段を身につけていったようでした。

❸ ピア評価を行ってわかったこと：自分を知った

「チームメンバーに自分がどう見られているかがわかった。いい所も改善したほうがいい所もわかった」「はじめはピア評価の結果を知るのが怖かったが，ピア評価を複数回していく中で，評価が少しずつ変わっていき，自分の成長を見守ってもらっているようで嬉しかった」

➡ピア評価を行っていく中で，チームメンバー同士でお互いに成長を促すフィードバックが行えるようになっていったようでした。

新しいことを経験するのは期待や楽しみがある一方，不安もつきものだと思います。また，その経験の中に意味を見出せないと進むべき方向性を見失うこともあると思います。これらを読み，みなさんがますます TBL に意欲的に取り組めるようになれば幸いです。

2 TBLに取り組む教員のあなたへ

この本をここまで読み進めた皆さん，TBLを導入する手がかりは見つかりましたか？

TBLはとにかく「準備」が肝です。導入するまでの準備は雲をつかむような部分もあり，準備の流れにのるまでに時間を要しますが，とにかく十分な準備がないとTBLは始められません。TBLが実際に始まってからも修正があったり，調整を重ねたりするので作業も多くなりますが，その作業も準備といえるでしょう。1にも2にも3にも，準備，準備，準備，です。そのような作業に追われているとき，ときどきTBLの目的や方法などを見失うことがあります。そんな準備と実施の渦の中にいるとき，この本が道しるべとなってみなさんの役に立つことができれば非常にうれしいです。

TBLを成功させるための秘訣

ここで改めて，**TBLを成功させるための秘訣**を確認しましょう。

- **TBLを導入する目的を明確にする**
- **逆向き設計でユニット設計をする**
- **TBLガイダンスを詳細に行う**
- **フィードバックは即座に頻回に与える**

これらの秘訣については，本書の中で繰り返しお伝えしました。これらはすべて準備のうえで成り立っていることです。「準備」はし過ぎるということはありません。準備を綿密に，入念に，詳細に行うことを，どうぞ忘れずに。

心が折れそうなとき，心が踊るとき

しかし，TBLの導入のため，頑張って準備しても，うまくいかないことがあるでしょう。

そんなとき，心がポキッと折れてしまうこともありますよね。教員も人間ですから，努力の結果が思うように出なければ，落ち込むことがあるでしょう。でも，それはみんな一緒です。「心が折れるとき」は，訪れてしまいます。私たちのこれまでの経験から，どんなときに心が折れてしまうのか，ということを正直にお伝えします。

- **導入への準備過程で，心が折れることがある。**
- **毎回のセットの準備に，心が折れることがある。**
- **学生の盛り上がりに欠けるとき，心が折れることがある。**
- **フィードバックの準備に，心が折れることがある。**
- **TBLが嫌いという学生に出会うと，心が折れることがある。**

こういったことは，いろいろなレベルであるのです。TBLに限らず，いろいろな場面でも経験したことが，少なからずあるのではないかとお察しします。こんな経験をしたら，誰だって心が折れます。

しかし，その折れた心を修復し，踊ってしまう状態にまでしてくれるパワーが，TBLにはあるのです。それはどんなときかというと……

- **科目や領域への関心が深まったという感想を聞くと，うれしくて，心が躍る。**
- **学習方法へのポジティブな感想を聞くと，達成感もあり，心が躍る。**
- **議論が活発になると，楽しくて，心が躍る。**
- **教員の取り組みへの意欲と学生の学習意欲が比例していくと，さらに意欲が湧いて，心が躍る。**
- **実習での学生のパフォーマンスがよくなっていくと，ゆとりが生まれ，心が躍る。**
- **後輩が育つと思うと，よい仲間が増えることに，心が躍る。**

苦あれば楽あり，禍福は糾える縄の如し，辛いこととうれしいことは代わるがわるやって来るものです。大変な準備や難しい運営のあとに，TBLには，このように思わず心が踊ってしまう経験が待っています。「楽しい！」と，必ず思える学習方法です。

ここまで読み進め，TBLを導入しようと考え，そして，「がんばってみる！」と決意したみなさんに，心からのエールを送ります。一緒にがんばりましょう！

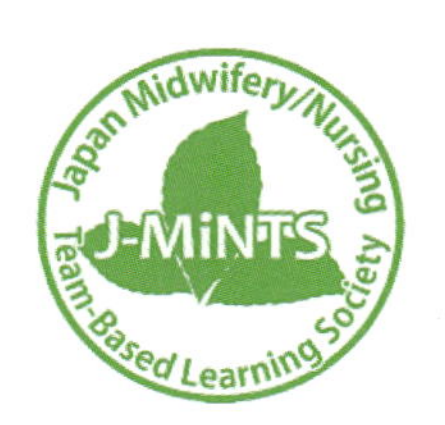

Team-Based Learning ガイド

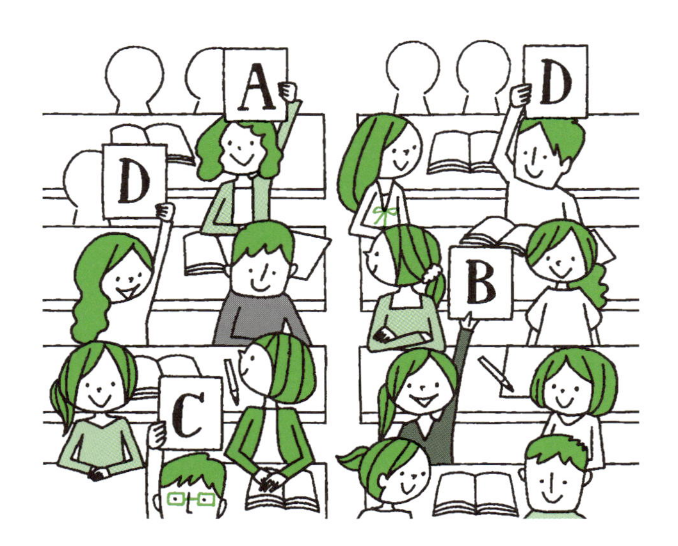

番号：　　　　　　氏名：

Team-Based Learning
［チーム基盤型学習］

TBL とは？

TBL は，チームでディスカッションを行うこと，チーム同士でディスカッションを重ねることが中心となる学習方法です。

知識の習得はもちろんのこと，知識を応用し問題解決する力，物事を判断する力，また，チームでの学習活動を通じて，結束力や信頼性・責任性がうまれ，コミュニケーション力，対人関係構築力，チームビルディング力などを身につけることができます。

TBL という学習方法を通じて「グループ」という人の集合から，「チーム」という同じ目的を持った意思集団になっていくことも目指しています。さらに，専門職が持つべき複数のコンピテンシー（臨床判断や意思決定，コミュニケーション力，対人関係構築力，チームワーク力など）を学習し，能力として身につけていくことを目指し，この学習方法を取り入れています。

TBL では，まずみなさんに予習資料を配布します。予習資料には，みなさんに学んでほしいと期待している内容が提示されています。授業に参加する前に予習が求められ，その準備状態を整えて授業に参加することが，個人やチームのテストに反映されます。また，予習した知識を応用することで，チームで結論を導くまでの討論の全プロセスにおける判断，チームでの合意などに役立ち，臨床における応用力の基礎となっていきます。さらに，チームから教員へ質問することで，即時にフィードバックがあり，思考を整理することに役立ちます。

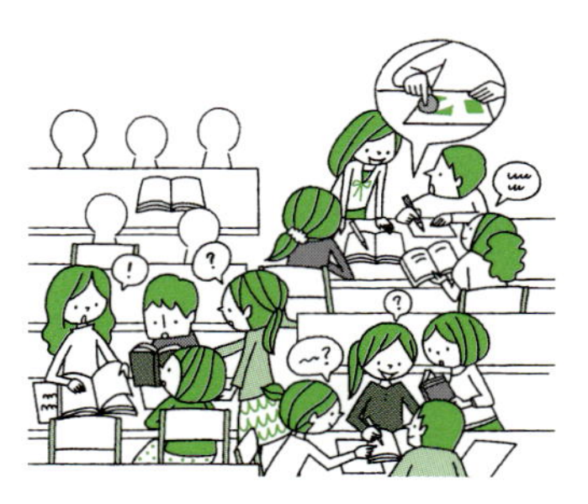

以下は，TBL の一連の学習活動のプロセスです。

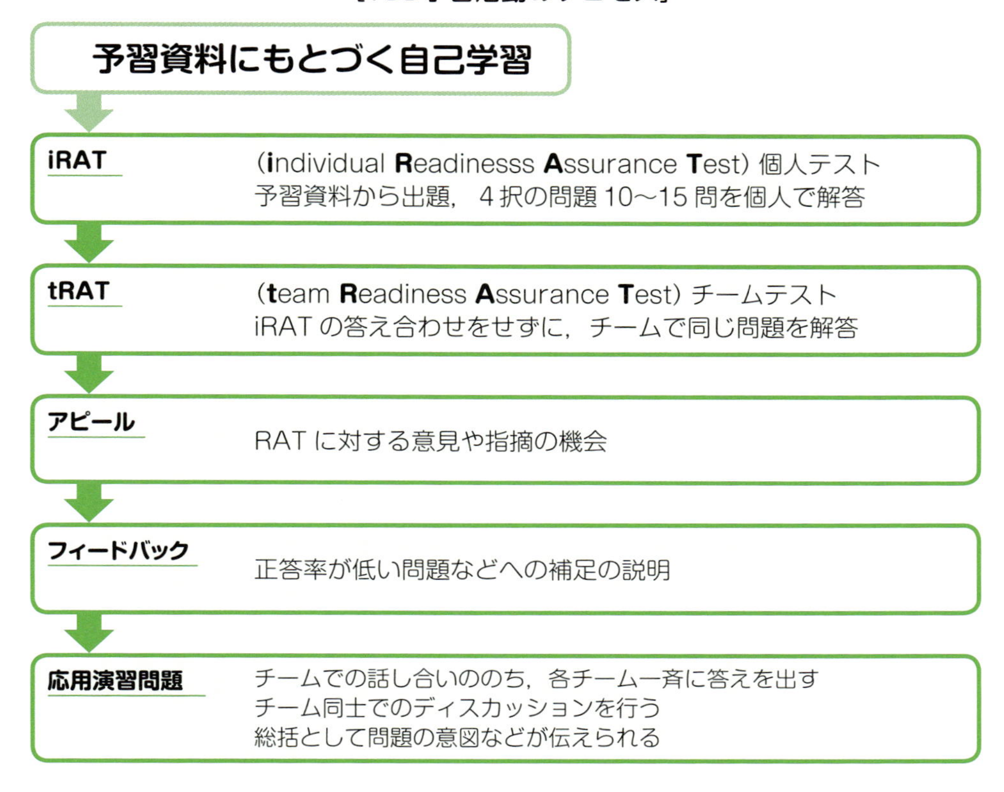

このように，**予習 (自己学習) ➡ テスト (個人・チーム；iRAT・tRAT) ➡ アピール ➡ フィードバック ➡ 応用演習問題**といった過程を繰り返し経験していくことで，主体性，自律性，創造性，協調性，責任性などがより育まれていきます。

講義の形態をとらずに学んでいくことは，初めは慣れないことかもしれません。しかし，将来，専門職として必要となる基礎力がつく学習方法として，みなさんに大きなメリットがあると考えています。

TBL がどのようなものか，具体的にはみなさんが実践しはじめてから実感できるものと考えられますが，いくつかのことを説明しておきましょう。

Team-Based Learning
[チーム基盤型学習]

チームでの学習とは

TBL の学習方法が成功するには，チームとしてまとまっていることが不可欠です。
では，**人の集合（グループ）が，意思集団（チーム）へ**と進化していくには何が重要なのでしょうか？

まずは，**チームとして機能するための条件**として，次のようなことが必要です。

- **適切な人数** (5〜7 人)
  — "能力"不足が起きないよう十分に多数で，結束力が高まるように十分に少数である人数
- **多様性に富んだメンバー**
  —多様な視点を持ったメンバーが集まることで，有効な情報収集，処理ができる

次に，**それぞれのメンバーが責任性と共通の目標を持つこと**が大切です。
それぞれのメンバーの責任性とは，1 人ひとりが教員とチームの両者に対して，自分の学習活動の質と量を説明・報告する責任のことです。つまり授業前に予習を行い，毎回チームのディスカッションに参加するという「自己とチームへの学習の責任性」を持つということです。
そして**共通の目標を持つこと**とは，メンバー全員がこの科目の学習目標を達成する，という共通意識を持つことです。チームは自分たちの向上を目指す集団なのです。

チームになるためには，**互いの信頼性**が重要です。共通の目標に向かって困難な課題に取り組むために，長期間，チームとしての関係を持ち続けなくてはいけません。異なる意見への対応の訓練や，意見を述べたり，聞くタイミングを身につけたりしながら，知識や経験を共有し，チームワークのスキルを高めていきます。

チーム内のディスカッションと，チーム同士のディスカッションを通して，さらにまとまりが強まっていきます。このような活動の中で，**「グループ」が「チーム」へ**と進化していくことでしょう。

Team-Based Learning
[チーム基盤型学習]

TBL のすすめ方

TBL は，個人での自己学習を基盤として，チームでのディスカッションを通じて学びます。

チーム内でのディスカッションも小教室には分かれず，セッションのすべてのプロセスを大教室で行い，全員で空間を共有します。以下にすすめ方をくわしく説明します。

○ TBL セッション前までに……

1. 予習資料で学習して TBL セッションに備えよう

TBL セッションの前に，予習資料が配布されます。その予習資料には，TBL セッションで扱う問題を考えるのに必要な学習内容や概念に関する情報が含まれています。その予習資料を**個人で学習**し，TBL セッションに備えます。

○ TBL セッション当日………

2. 学習した内容を個人テストで確認しよう

TBL セッションの最初に，予習資料についての個人での準備確認テスト（individual Readiness Assurance Test, iRAT）を行います。iRAT は予習資料の内容の理解を確認するテストで多肢選択問題です。解答用紙は，終わり次第提出します。この時点では答えあわせは行いません。

3. チームテストでディスカッションし，みんなで正解にたどり着こう

次はチームでテスト（team Readiness Assurance Test, tRAT）に取り組みます。iRAT と tRAT は同じ問題ですが，今度はチームでどの選択肢を選ぶか合意に達するまでディスカッションをしながら解答します。tRAT にはスクラッチ用紙を用いるので，正解かどうかスクラッチカードを削ってすぐに確認することができます。1回目のスクラッチで正解が出れば，チームは満点をもらえます。正解のマークが出なければ，マークが出るまでスクラッチを続けますが，得点はお手付きの分だけ減点されます。

4. アピール用紙を活用しよう

tRATの終了後，アピール用紙が配布されます。この用紙では，予習資料や参考書などをみながら，問題と解答を確認することができます。たとえば，「自分たちはこのように考えたために違う解答を選んだ」という理由や，問題の質や予習資料のまぎらわしい箇所について，教員に異議を申し立てることも可能です。チームで間違えた問題に部分点を与えるよう教員を説得するためには，根拠を持った指摘を行うことが必要です。アピールが妥当と判断されたら，そのチームにのみ部分点が加算されます。もしアピールの内容が妥当ではないと判断されても減点はされません。

5. 教員によるフィードバックで，授業時間内に知識を確認しよう

教員によるフィードバックがあります。予習資料やRATの結果を通して，正答率が低かった問題や理解が困難と思われる内容に対し，補足の説明が行われます。

＊ iRAT/tRAT，アピール，フィードバックが終わると，予習資料にもとづいた知識の確認をする「準備確認プロセス（Readiness Assurance Process，RAP）」が終わります。

6. 基礎知識を応用して，応用演習問題に取り組もう

ここからは，現場に即した問題にチームで取り組みます。RATでの基礎知識を応用して，解答はなにか，またなぜその解答なのかについての根拠をチーム内で話し合います。そして合図があったら，一斉にチームで決めた解答をあげます。それぞれのチームの解答を見比べたり，他のチームの意見を聞き，チーム同士でのディスカッションを行います。最後に，教員からフィードバックがあり，終了します。

＊ピア評価と自己評価（科目の途中で行います）

ピア評価は，チームメンバーのチームへの貢献や改善点を評価することにより，全員がチームに参加し，チームの共通の目標達成に向かって共に成長していくことを目的としています。また，自己評価では，自己のチームへの貢献や改善点を記述することで，チームの一員として自ら成長していく道筋を明らかにします。

質問はメールで，_______________@_______________に送付してください。

Team-Based Learning
［チーム基盤型学習］

アピール用紙

［ルール］

● 以下の基準のどちらか，あるいは両方を満たすとき，アピールすることができます。
(1) 教科書などに照らし合わせて質問が事実として正しくない
(2) 設問の文言がまぎらわしい

● 予習資料のほか，何を参照してもかまいません。ただし，他のチームと相談することは認めません。

● チームの主張を支持する出典（教科書など）を引用するか，まぎらわしいと思った箇所を含む質問全体を正しく書き直してください。

● 主張が正しいと認められた場合は，アピールを提出したチームだけに得点を加算します。

チーム NO	設問番号	正しいと思う選択肢

【アピールの内容】

Team-Based Learning
［チーム基盤型学習］

ピア評価

将来，臨床でチームの一員として必要となるコンピテンシー（コミュニケーション力，対人関係構築力，チームワーク力など）を育成する目的で，ピア評価を行います。

チームメンバーがチーム作業にどのように貢献したか，得点とコメントで評価してください。得点は自分以外のメンバーの名前を記述して評価し，全員で100点になるようにチームメンバーに得点を配分してください。

以下の評価の視点を参考に，チーム作業においてもっとも役に立った点と改善が必要と思われる点も記述し，提出してください。

- 価値観や人格を判断するものではありません。
- 相手の気持ちも考慮して，敬意を示す表現にしましょう。
- 改善点を指摘するときは，改善できるように指摘しましょう。

［評価用紙］

【評価の視点】
○準備：準備してセッションに臨んだか？
○貢献：チームの議論や課題に貢献したか？
○他者の意見の尊重：他のメンバーにアイデアや意見を求め，尊重したか？
○柔軟性：メンバー内での意見の不一致などが起きたとき，柔軟に対応したか？
チームNO【　　　　　】
ピア評価

メンバーの名前	チームにとって最も役に立った点	チームの一員として改善が必要な点	得点
			100点

記入者氏名

引用・参考文献

＊瀬尾宏美（監修）：TBL ―医療人を育てるチーム基盤型学習　成果を上げるグループ学習の活用法．シナジー，2012.
＊三木洋一郎，瀬尾宏美：新しい医学教育技法「チーム基盤型学習（TBL）」．日本医科大学医学会雑誌，7(1)：20-23，2011.

発行：2015 年 12 月 1 日
作成：聖路加国際大学　五十嵐ゆかり　飯田真理子　新福洋子

Team-Based Learning
事例集〈参考例〉

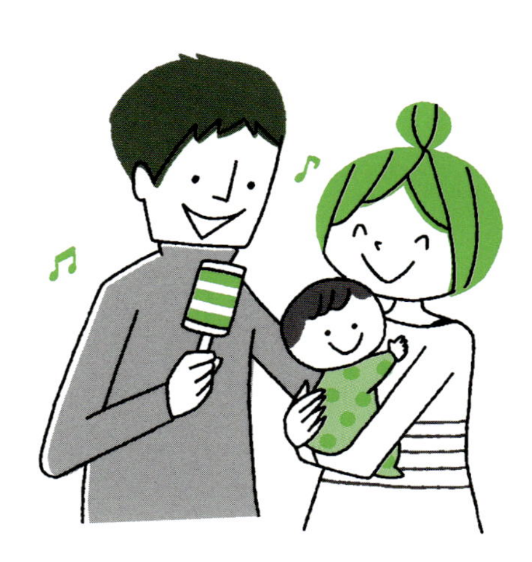

＊この事例集は聖路加国際大学母性看護学講座で用いている事例および資料の一部を抜粋し作成したものです。完全な形式とはなっていませんので，この事例集を参考に科目に合わせて作成してください。

リリコさんとケンタさん
（妊娠期）

リリコさんは32歳で小学校教諭をしている。ある日，頭痛がして薬を飲もうかと思ったが妊娠しているかもしれない…と思っていたので，内服は控えた。そして，妊娠しているかどうかワクワクしながら自分で調べてみた。翌日…………

・
・
・

妊娠期の追加資料（母子健康手帳の記録）

妊娠中の経過

診療月日	妊娠週数―日	子宮底長	腹囲	体重（妊娠前の体重 52）	血圧	浮腫	尿蛋白	尿糖
4/2	13―0	10 cm	72 cm	52 kg	100/60	⊖ + ++	⊖ + ++	⊖ + ++
5/1	17―1	14	78	53.5	100/62	⊖ + ++	⊖ + ++	⊖ + ++
5/28	21―0	19	78	55	100/64	⊖ + ++	⊖ + ++	⊖ + ++
6/25	25―0	22	85	56.5	104/70	⊖ + ++	⊖ + ++	⊖ + ++
7/9	27―0	24	87	57.5	110/74	− ⊕ ++	⊖ + ++	⊖ + ++
7/23	29―0	25	89	57.5	104/76	⊖ + ++	⊖ + ++	⊖ + ++
8/6	31―0	28	90	58.5	110/70	− ⊕ ++	⊖ + ++	⊖ + ++
8/20	33―0	29	90	59	112/70	⊖ + ++	⊖ + ++	⊖ + ++
9/3	35―0	31	91	59.5	110/70	− ⊕ ++	⊖ + ++	⊖ + ++
9/10	36―0	32	91	60.5	108/68	⊖ + ++	⊖ + ++	− ⊕ ++
9/18	37―1	33	91	60.5	104/70	⊖ + ++	⊖ + ++	⊖ + ++
9/25	38―1	33	92	61	114/80	− ⊕ ++	⊖ + ++	⊖ + ++
10/1	39―0	33	92	61.5	108/78	− ⊕ ++	⊖ + ++	⊖ + ++
10/9	40―1	32	91	62	110/74	− ⊕ ++	⊖ + ++	⊖ + ++
/	―				/	− + ++	− + ++	− + ++
/	―				/	− + ++	− + ++	− + ++

その他の検査（血液検査，血糖，超音波など）	特記事項（安静・休養などの指示や切迫早産などの産科疾患や合併症など）	施設名又は担当者名
Hb 12.0g/dl Hct 33% BS 86mg/dl		クリスタルマタニティクリニック
		〃
	胎動（＋）	〃
		〃
50gGCT：BS 136mg/dl 推定体重 1002g	AFI 15cm ②	〃
Hb 10.5g/dl Hct 31%	腹緊時の安静を指示	〃
		〃
胎盤前壁、高位付着	入院準備指導	〃
Hb 11.2g/dl Hct 33%	鉄剤内服	〃
推定体重 2680g	AFI 10cm ②	〃
		〃
	下肢浮腫に対する指導	〃
	腰痛に対する指導	〃
NST base 120bpm reassuring		〃

※妊婦健康診査を受けるときはもちろん、外出時はいつも持参しましょう。

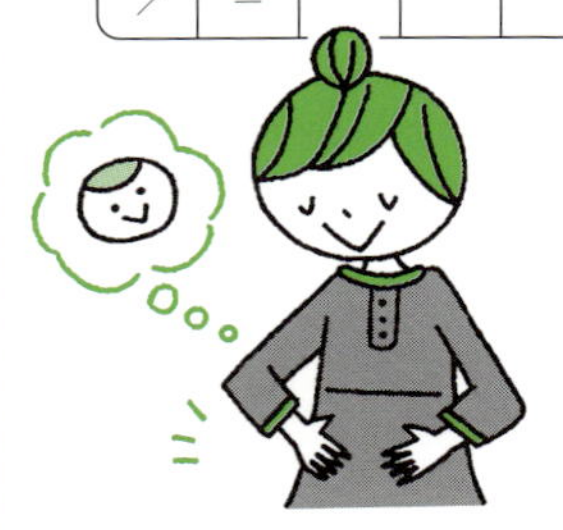

科目目標に沿って事例および資料を作成するとよいでしょう

リリコさんとケンタさんと生まれてくる子ども（分娩期）

10月11日（40週3日）1時，リリコさんはお腹の痛みで目が覚めた。お腹は約8分おきに規則的に張っていた。…………

・
・
・

分娩期の追加資料（母子健康手帳の記録）

出産の状態

妊娠期間	妊娠　週　日		
娩出日時	年　月　日　午前・後　時　分		
分娩経過	頭位・骨盤位・その他（　） 特記事項		
分娩方法			
分娩所要時間		出血量	少量・中量・多量（　ml）
輸血（血液製剤含む）の有無	無・有（　）		

出産時の児の状態			
性別・数	男・女・不明	単・多（　胎）	
計測値	体重　g	身長　cm	
	胸囲　cm	頭囲　cm	
特別な所見・処置	新生児仮死 →（死亡・蘇生）・死産		

証明	出生証明書・死産証書（死胎検案書）・出生証明書及び死亡診断書	
出産の場所名称	クリスタルマタニティクリニック	
分娩取扱者氏名	医師　栗須太郎	その他
	助産師　水野晶子	

出産後の母胎の経過

産後日月数	子宮復古	悪露	乳房の状態	血圧	尿蛋白	尿糖	体重	備考
	良・否	正・否		／	−＋＋＋	−＋＋＋	kg	
	良・否	正・否		／	−＋＋＋	−＋＋＋		
	良・否	正・否		／	−＋＋＋	−＋＋＋		
	良・否	正・否		／	−＋＋＋	−＋＋＋		
	良・否	正・否		／	−＋＋＋	−＋＋＋		

母親自身の記録

- 赤ちゃんに初めてお乳を飲ませたのは生後（　）時間目です。
- そのとき、与えたお乳は（母乳・人工乳）です。
- 気分が沈んだり涙もろくなったり、何もやる気になれないといったことがありますか。――いいえ　はい　何ともいえない
- 産後、気がついたこと、変わったことがあれば医師、助産師などに相談しましょう

入浴	産後　日（　月　日）	家事開始	産後　日（　月　日）
家事以外の労働開始	産後　日（　月　日）	月経再開	年　月　日
家族計画指導	なし・あり（医師・受胎調節実地指導員・助産師）　年　月　日		

科目目標に沿って事例および資料を作成するとよいでしょう

リリコさんとケンタさんと生まれてくる子ども

（分娩期）

分娩期の追加資料（パルトグラム）

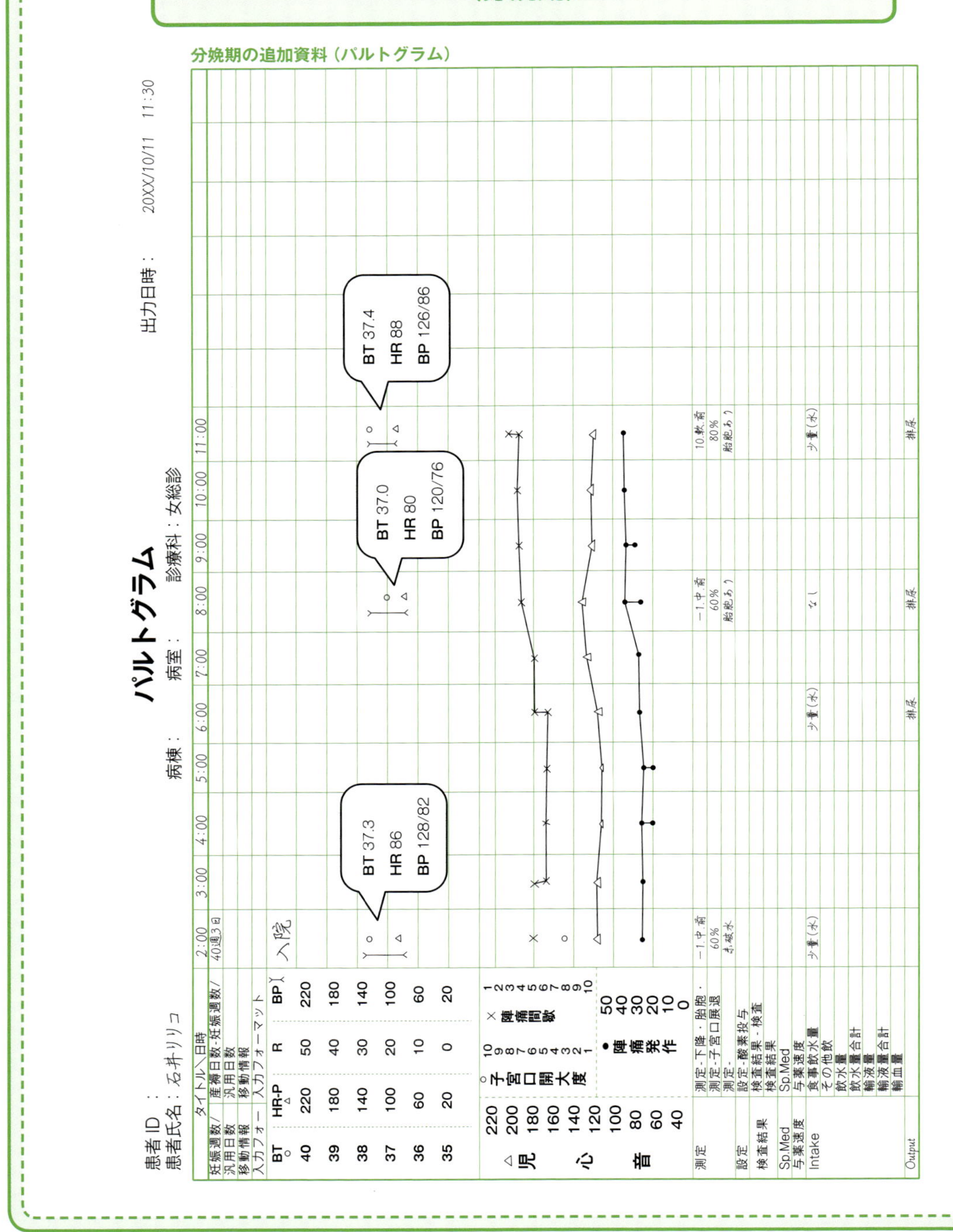

リリコさんとケンタさんとコタロウくん
(産褥期・新生児期)

リリコさんは，出産直後から母子同室ですごしている。助産師から「赤ちゃんが欲しそうにしていたら，いつでも母乳をあげていいですよ。」と言われた。……

・
・
・

妊娠期の追加資料（母子健康手帳の記録）

早期新生児期【生後1週間以内】の経過

日齢※	体重(g)	哺乳力	黄疸	その他
3日	2945	(普通)・弱	なし・(普通)・強	
		普通・弱	なし・普通・強	
ビタミンK2シロップ投与	実施日	10/2	10/16	
出生時またはその後の異常	(なし) あり（　　その処置　　）			

退院時の記録
(20XX年10月16日　生後　5日)

体重	3038 g	栄養法	(母乳)・混合・人工乳
引き続き観察を要する事項			
施設名又は担当者名		電話	

後期新生児期【生後1〜4週】の経過

日齢※	体重(g)	哺乳力	栄養法	施設名又は担当者名
14日	3380	(普通)・弱	(母乳)・混合・人工乳	六本木ミナコ(保健師)
		普通・弱	母乳・混合・人工乳	

新生児訪問指導等の記録
(20XX年10月25日　生後14日)

日齢※	体重(g)	身長(cm)	胸囲(cm)	頭囲(cm)	栄養法
14日	3380	53.5	34.0	36.0	(母乳)・混合・人工乳
施設名又は担当者名	六本木ミナコ(保健師)				
特記事項：					

※生まれた当日を0日として数えること。

検査の記録

検査項目	検査年月日	備考
先天性代謝異常検査	20XX年10月16日	
新生児聴覚検査	20XX年10月14日	

※検査結果を記録する場合は、保護者に説明し同意を得ること。

予備欄

10月21日母乳外来
分泌良好．児体重 3205g

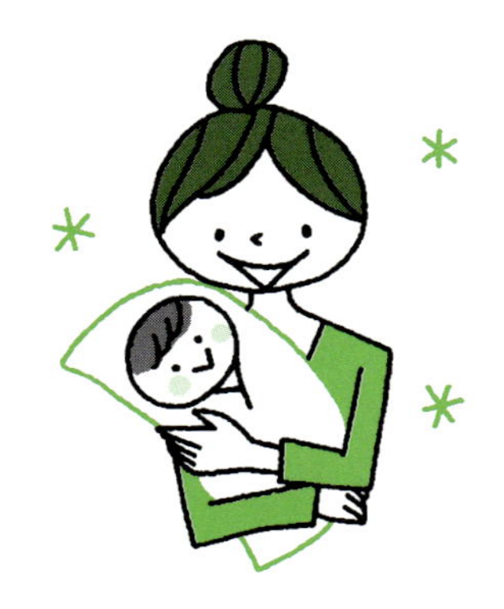

科目目標に沿って
事例および資料を
作成するとよいでしょう

おわりに

私が Team-Based Learning（TBL）に出会ったのは，2010 年でした。Problem-Based Learning（PBL）から TBL へと，担当科目の教授方法を変更することが決まり，まずは自分の中に TBL のイメージを持つため，高知大学医学部教授の瀬尾宏美先生が監訳された『TBL―医療人を育てるチーム基盤型学習』（シナジー）を何度も繰り返し読み，担当科目と TBL を結びつけることを必死に行いました。すると，幸運なことにその年の本学（聖路加国際大学）の FDSD 研修会に瀬尾先生が招かれ，TBL をご紹介くださいました。そのことがご縁で，科目設計や TBL の運営に関して，貴重なアドバイスをいただきました。困った時の神頼みのようにすぐに頼ってしまう私に，先生は，お忙しい中いつも快くアドバイスをくださいました。瀬尾先生のご指導の下，TBL を深く学んでいくことができたことを本当に感謝しております。

私は前任校（神奈川県立保健福祉大学）でも，PBL の導入に関わった経験があります。当時，新設校であったため，いろいろなことがゼロからのスタートでした。その中でも科目を PBL で運営するための準備に携わり，科目設計，教材作成などに苦労した記憶があります。その経験が今回，再び新しい教育方法を導入するにあたっての経験知になっていたともいえます。その時は大変と思っても，いずれ何かにつながることになっているのだな，と人生の不思議さとおもしろさを感じました。

この本の完成までには，高知大学で瀬尾先生とともに TBL を行っていた，三木洋一郎先生（現在は九州大学勤務）と何度も Skype でのディスカッションを重ねました。Skype 会議の平均は 3 時間，九州大学の先生の研究室にお邪魔したときは TBL だけでなく医療系大学の教育方法についてのディスカッションを続け，最長 8 時間（ランチ時間も含め）を記録！　三木先生とは家族よりも長く話をしていた時期もあるほどです。TBLだけでなく，教育方法についていつも真摯に向き合っている先生を私は心から尊敬しています。そして，先生のご指導に心から感謝しております。

科目へのTBLの導入は科目担当の私たち3人で行いましたが，瀬尾先生，三木先生のご指導があったからこその私たちであると思っています。TBLを深く学んでいくうちに，みなさんにもぜひTBLを学習方法として採用していただきたいと思い，本書を作成いたしました。この機会をくださった聖路加国際大学の堀内成子先生，医学書院の七尾さん，北原さん，そして，私たちをいつも励ましてくださった近江さんに，心から感謝しています。

本書の執筆と同時期にJapan Midwifery and Nursing Team-Based Learning Association（J-MiNTS）という団体を立ち上げました。この団体のマークは3枚のミントの葉でデザインされています。いつも3人で力を合わせてきたことを表現しよう，とこだわってこのマークにしました。とても素敵な団体のロゴマークになりました。TBLと一緒に大切に育んでいきたいと思います。J-MiNTSは，2015年2月からTBLセミナーを開催し始めました。継続的に開催し，TBLの普及に貢献していきたいと思っています。J-MiNTSの活動とともに本書がみなさんのお手元に届き，TBLを導入してみようと思うきっかけになれば幸いです。

2015年12月

五十嵐ゆかり

索引

欧文・数字

あ

か

さ

た